UN JUGUETE LLAMADO MENTE 2

LUCAS RASPALL

UN JUGUETE LLAMADO MENTE 2

Cambiar **el disfraz**

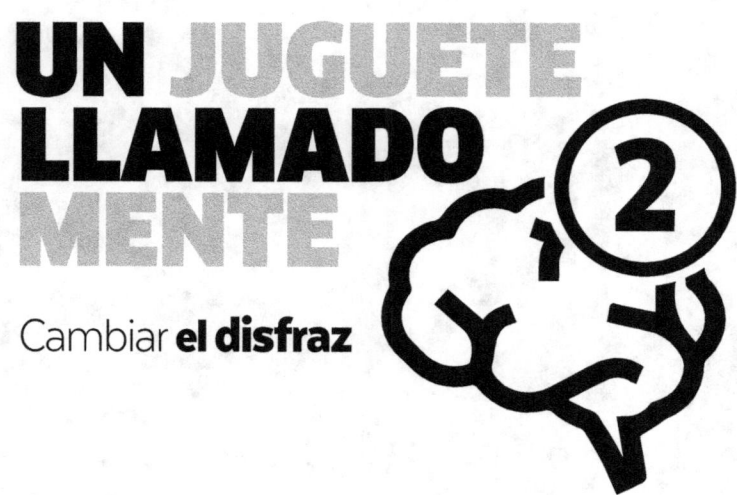

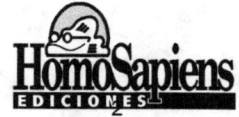

HomoSapiens
EDICIONES

Raspall, Lucas
   Un juguete llamado mente 2: cambiar el disfraz / Lucas Raspall.
   - 1a ed. 3a reimp. - Rosario: Homo Sapiens Ediciones, 2019.
   216 p.; 23 x 16 cm.

   1. Neurociencias. I. Título.
   CDD 616.8

1ª edición, abril de 2017
3ª reimpresión, julio de 2019

© 2018 · **Homo Sapiens Ediciones**
Sarmiento 825 (S2000CMM) Rosario | Santa Fe | Argentina
Tel: 54 341 4243399 | 4406892 | 4253852
editorial@homosapiens.com.ar
www.homosapiens.com.ar

Queda hecho el depósito que establece la ley 11.723.
Prohibida su reproducción total o parcial.

Este libro se terminó de imprimir en julio de 2019
en **Talleres Gráficos Fervil S.R.L.** | Santa Fe 3316 | Tel. 0341 4372505
fervilimpresos@gmail.com | 2000 Rosario | Santa Fe | Argentina

A **vos**
que, como yo,
seguís confiando
en que la revolución
es posible.
Si la única manera
de transformar el mundo
es cambiando
la propia mente,
entonces,
primero,
hay que terminar
con su tiranía.

Lo sabés:
**ya no tenés por qué
ser esclavo de tu mente.**

Índice

Prólogo 8

1. ¿Cuál es tu helado? 12
    ¡Chocolate por la noticia! 12
    Nacemos con la pluma en la mano 13
    El trabajo del editor 15
    El riesgo de que la mente trabaje a nuestras espaldas 18

2. Somos tres en uno 20
    La mente: una mejora evolutiva 20
    Un *ménage à trois* muy particular 24
    Emoción y Razón se encuentran en el cuadrilátero 29
    Es nuestra naturaleza… y punto 34

3. Destilando venenos 38
    ¿Por qué no nos enojamos igual que los perros? 38
    Así se destila un veneno mental 42
    Alquimistas desequilibrados 45
    Uno de los que más salen… la culpa 47

4. La mente ¿científica? 51
    Científicos por naturaleza 51
    Mepa que, para científica, le falta bastante 54
    Empezar dudando 65

5. Seguimos siendo hombres de las cavernas 67
    ¿Escuchaste hablar de la *posverdad*? 67
    Seguimos siendo hombres de las cavernas 70

6. Desconfiar de la memoria 73
¿De qué se trata esta famosa función? 73
Una clasificación posible 75
La memoria en el cerebro I (como función) 78
La memoria en el cerebro II (como depósito) 78
Los recuerdos son fáciles de *hackear* 81
No confíes tanto en tu memoria 87

7. Mentirosos por naturaleza 91
¿Para qué mentimos? 91
Pertenecer, tiene sus privilegios 94
Las mentiras del editor 96

8. En busca de coherencia 99
Ese bendito *yo* 99
Adictos 101
Todo al embudo: consolidar las explicaciones de *yo* 104
Como el *Titanic* 107
Las cosas como son… y punto 109

9. La pava, por algún lado, va a chillar 111
Un sistema de presión 111
El *sistema inmunológico* de la mente 116
Aprender a escuchar el silbido 119

10. Expertos en ser quienes somos 122
La misma realidad cada día… 122
Y el mismo *yo* también 125
Nada nos define más que la mirada del otro 127
Yo *es* el contexto 134

11. Así podamos el jardín cerebral 136
Mientras tanto… 136
El nacimiento no es la hora cero 137
La primera *poda sináptica* 139
¿Quién es el jardinero? 140
La segunda *poda sináptica* 141
Y… ¿ahora qué? 144

12. Incómodos en la zona de confort 146
¡Procrastinadores hasta la médula! 146
¿Qué es la famosa zona de confort? 150
Si es confortable, ¿por qué salir? 151
El diablo metiendo la cola… 154

13. Optimistas, pesimistas y algo más en el medio 157
Blanco y negro 157
El simulador mental: anticipar situaciones para prepararse 159
La bola de cristal 160
Locus de control 163
¿Algo en el medio? 165

14. ¿De qué hablamos cuando hablamos de felicidad? 170
Una vuelta de rosca: dolor, adentro 170
Los espejitos de colores de la dopamina 173
Y otro giro más: placer por sentido 176

15. Con la autoestima del abejorro 182
Un mapa muy importante 182
Cargando las coordenadas al GPS 183
El mapa lo veo, pero… ¿cómo llegamos hasta acá? 186
Como los perros de Pavlov 189
La ciencia lo dice, pero… 191

16. Cambiar el disfraz 194
Es copia fiel 194
Dejar el traje de *yo* y buscar otro… 196
Sólo una guía, tan práctica como difícil 197
Sacarse la flecha 203

Prólogo

En *Un juguete llamado mente. Podés vivir mejor* te contaba por qué entiendo que la mente es la principal generadora de nuestro sufrimiento cotidiano y te sugería algunas herramientas para desmantelar la bomba. Ahora es turno de comprender cómo llegamos a ser quienes somos y por qué nos cuesta tanto salir de ese personaje que alguna vez creamos. Aprenderemos a ver nuestra mente como un editor oculto que se la pasa acomodando las escenas para que el cuento sea sólido y coherente, ajustando las cosas para que encajen. Y cómo llega, en su afán por narrar historias sin fisuras ni contradicciones, no sólo a distorsionar la realidad, sino incluso a inventar cosas y ocultárnoslas a nosotros mismos. Notaremos que, apoyados en este cuento, no hacemos más que repetirnos día tras día, tal como el editor lo señala, convirtiéndonos en su prisionero. Y entonces, encorsetados en un personaje que pocas veces elegimos, el margen de cambio se estrecha, y el destino ya no parece ser cosa nuestra.

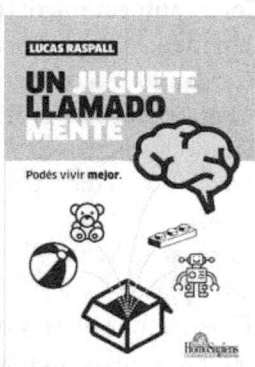

Un juguete llamado mente. Podés vivir mejor.
Lucas Raspall
Homo Sapiens, Rosario, 2018.

El libro que tenés entre tus manos, cercano al género de divulgación científica (si me apuran a encasillarlo), no tiene como fin sólo contar en criollo lo que van descubriendo los investigadores y estudiosos de la mente sino convocarte: no se trata de una forma distinta de "dar la clase", asumiendo que el que sabe es el que escribe y quien lee un ignorante que sólo debe comprar lo que digo, sin más. La misión es involucrarte, acompañarte en la búsqueda de tus propias experiencias, sembrar dudas y disentir… En definitiva, el objetivo es que participes de la construcción de un conocimiento que nunca está terminado. Sé que leerás de estas líneas lo que quieras, o lo que puedas, conforme a tu historia y contexto particular: sabemos bien que las palabras resuenan diferente en cada cuenco. No pretendo, ¡ni quiero!, evitar que esto sea así. Entonces, cada pasaje llevará a una reflexión personal, y cada una de estas inflexiones se convertirá en una intervención. Quizás la mayoría de ellas pase inadvertida, pero algunas, o al menos una, hará mella. Y entonces nacerá una persona nueva; ahí tendrá lugar el corazón de un nuevo disfraz, una forma distinta de verte a vos mismo y al mundo que te rodea.

Este libro podría haberlo titulado de mil maneras pero elegí *Un juguete llamado mente 2. Cambiar el disfraz* por una razón particular. Y quizás sea una obviedad, o hasta pueda parecerte un chiste tonto, pero me arriesgo a remarcarlo para que no pase por alto: este tomo tiene una continuidad con el anterior. Como pasa con las sagas a las que nos acostumbra la industria cinematográfica, podés mirar la genial *Kill Bill 2* de Quentin Tarantino y entenderla y disfrutarla sin haber visto antes la 1. Pero si viste la primera, entonces quizás le puedas sacar más jugo a la segunda… Con este libro pasa lo mismo. Y más aún: como me interesan más las preguntas que las respuestas, algunos de los interrogantes que se abren en los capítulos que siguen encuentran contestaciones posibles solo en el libro anterior. Es que no quiero repetirme; no quiero volver a escribir lo que ya volqué en el tomo pasado. Y no es sólo por pereza o porque me resultaría aburrido, sino porque entiendo que vos lo podrías considerar como una estafa.

Entonces se me ocurrió un juego… bah, para ser franco, lo tomé prestado de uno de los mejores: al estilo del inmortal Julio Cortázar, lo que quiero es invitarte a saltar en la rayuela. Eso sí, con todas las limitaciones de quien escribe… No esperes personajes como los del maestro argentino, navegando entre lo real y lo fantástico, ni sus increíbles recursos literarios. Confieso que me animo a proponerte esto sólo porque el gran Cortázar no puede leerme, ¡si no moriría de vergüenza! Y aun así, a pesar del asombroso nivel de caradurez que tengo por momentos, se me pintan las mejillas cuando leo estas líneas. 😊

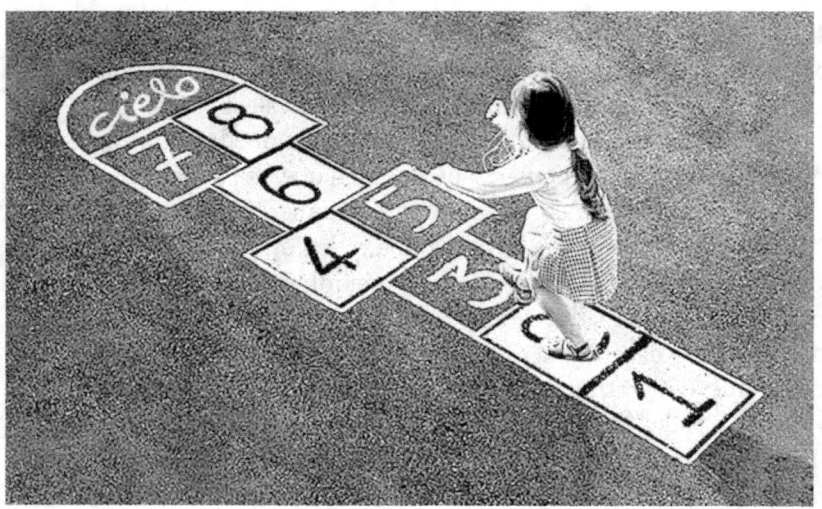

Como muchos capítulos de este libro podrían ser intercalados con otros del anterior, en busca de profundizar, complementar y ampliar los enfoques, oportunamente te iré señalando cuándo y cómo hacerlo[1]. Y si no tenés *Un juguete llamado mente. Podés vivir mejor*, no te aflijas… de verdad, no creo que te pierdas una lectura fundamental para la vida; son más las ganas que tengo de invitarte a jugar que otra cosa. A la vez, también valdrá jugar a la Rayuela con los capítulos de este mismo libro: podés tanto leerlo de corrido, del modo tradicional (principio a fin), como saltando capítulos, dado que la columna vertebral del argumento se sostiene sólo en algunos de ellos (el Capítulo 1 –que funciona como disparador– y luego todos los pares[2]). Los capítulos intercalados (los impares, exceptuando el primero –como recién señalé) ilustran y profundizan, llevando la reflexión precedente por otros ángulos, buscando que tomes un contacto más hondo y sincero con tus propias experiencias.

1. Más allá de la referencia escrita, la que te indica a qué página del otro libro tenés que saltar, sobre el margen de la página dejaré dibujada una rayuela para que te sea más sencillo saber dónde retomar. O si preferís seguir adelante con la lectura, reconocer luego con facilidad los lugares sugeridos para intercalar con *Un juguete llamado mente. Podés vivir mejor*.
2. En el perfil del libro notarás que las hojas se destacan por tener otro tono, dado que los márgenes de estas hojas están marcados con una banda gris. Un juego de diseño para facilitarte la identificación de los capítulos que sostienen la columna vertebral del libro.

Si estás acá es porque ya decidiste empezar el viaje: me alegra y honra tu decisión. Y si bien yo escribo, más que nada, para ordenar un poco el caos que hay en mi cabeza, estaré siempre atento de cumplir tus expectativas. Aunque sea mínimamente. Mientras veo cómo las ideas vienen de ningún lugar y se pierden en la nada, procuraré ser ordenado y claro para contarte cómo trabaja el editor oculto y, si nos alcanza el combustible, cómo liberarnos del personaje que encarnamos desde hace tanto. Aún así, haciendo mi mejor esfuerzo para ser un maquinista firme y seguro, te confieso que este tren corre sobre vías frágiles, en un camino sinuoso y sin estaciones seguras. Rumbo a lo que sea, buscaré que disfrutes del viaje, observando paisajes novedosos: algunos serán luminosos, otros no tanto. Por momentos, te encandilarás con destellos de tu luz, mientras en otros pasajes te perderás en las sombras que vos mismo proyectás. Cuando estemos cuesta arriba, iremos soltando lastre, esa parte del equipaje que no te sirve más que para cargar peso. Y luego, cuesta abajo, tomaremos envión y fuerza para lo que sigue. En algunos tramos, el mismo vapor de la locomotora nos nublará la vista: dudaremos y tendremos miedo de estrellarnos… Y quizás lo hagamos: desarmarnos primero puede ser la mejor forma para reconstruirnos luego… pero, esta vez, con un nuevo disfraz.

¿CUÁL ES TU HELADO?

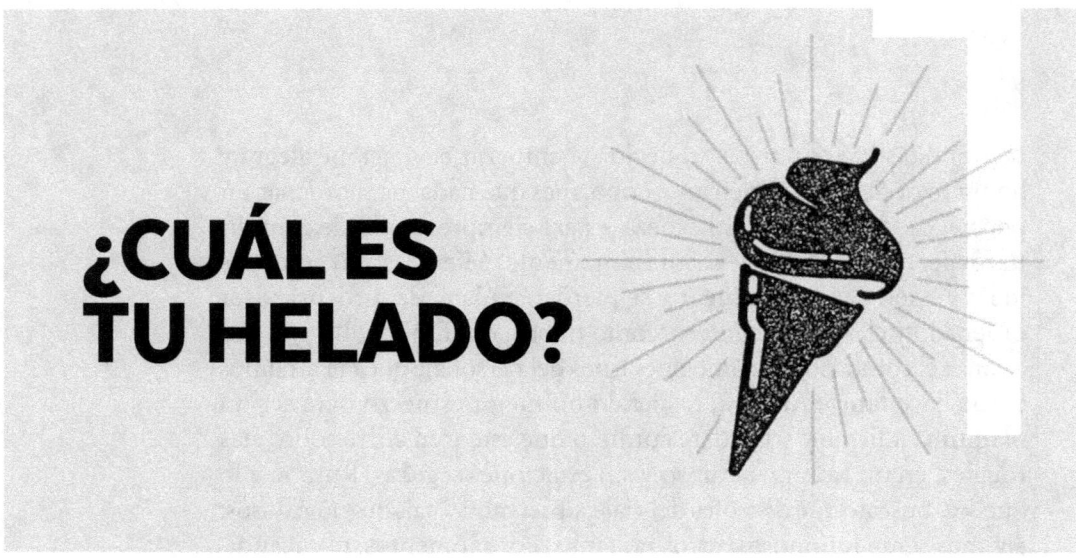

> "En lugar de renacer como seres nuevos a cada circunstancia de la vida, seguimos arrastrando las consecuencias de nuestros actos del pasado. Por esta razón, es necesario despertar al presente y comprender cómo nos recreamos a nosotros mismos una y otra vez."
> Densho Quintero, *Conciencia Zen*. Alhue, Buenos Aires, 2006.

¡Chocolate por la noticia!

¿Te gusta el helado? Me imagino que sí, bah... ¿a quién no? ¡A todos les gusta el helado! Y a mí también me encantaba, pero, durante muchos años, al menos diez, no tomé ni uno. De un día para el otro. ¡Es verdad lo que te cuento! Es que decía que no me gustaba... No sólo eso... ¡el helado dejó de gustarme de verdad! Raro, ¿no? Tan extraño como empezar un libro con una anécdota tan particular... ¡o vergonzosa! 😊 Pero creeme que tiene un sentido, y no es justamente hablarte sobre helados, ni tampoco sobre mis chifles, que son varios, sino contarte cómo funciona la otra bocha, la que tenemos arriba de los hombros. Quiero mostrarte cómo llegamos a pensar, a sentir y a actuar como lo hacemos... ¡cómo llegamos a ser quienes somos! Y también el enorme riesgo que corremos de quedar atrapados en nuestra propia historia, esclavos del personaje. Y si tenemos un poco de viento a favor, por qué no, algunas pistas de cómo salir.[3]

---

3. Este capítulo fue escrito en base a una presentación que hice en TEDx Rosario: "La mente: el editor oculto del cuento de nuestra vida". Disponible en https://www.youtube.com/watch?v=PbuVubgC8-c

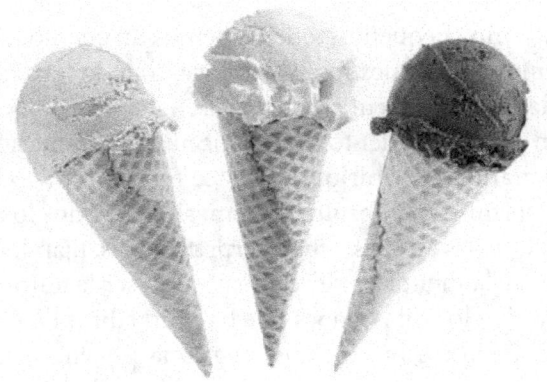

Nacemos con la pluma en la mano

Empecemos por el principio. Desde chicos escribimos un cuento, nuestro cuento. Y lo hacemos para saber qué pensamos, qué sentimos y qué hacemos, qué cosas nos gustan y cuáles no… en definitiva, lo hacemos para conocer quiénes somos. ¿Lo habías pensado alguna vez? Cada día que pasa es un capítulo más de la saga. Luego podemos agrupar esos capítulos en temporadas, como las series que mirás en *Netflix*: infancia, pre-adolescencia, adolescencia, juventud, adultez… o los tiempos en los que andaba con tal, la temporada de la banda de rock, la facultad, la de los hijos chicos… En fin, ordenadas y tituladas como cada uno quiera, hasta acá, esas son las temporadas de nuestro cuento.

> **EJERCICIO · ¿Cómo serán más adelante?**
>
> Yo tengo dos hijos: Anita, que tiene 4 años, y Benja, de 3. Muchas veces jugamos con mi mujer a "adivinar" cómo van a ser cuando sean más grandes… y entonces arriesgamos: cuando sea adolescente, Anita va a ser muy ordenada y aplicada con la escuela pero súper desafiante, en cambio Benja va a ser más fácil de llevar, pero medio vago, haciéndonos renegar con las tareas y eso… Y si bien podemos equivocarnos, y mucho, lo imaginamos así porque ya empezamos a leer su cuento… Estas son las páginas que seguirían en el libro. ¿Te das cuenta? Estoy seguro de que vos también jugás a lo mismo, ¿no? Con tus hijos, sobrinos… ¡A ver que sigue en el cuento! Tomate un minuto, elegí un personaje y, basado en los capítulos actuales, intentá anticipar lo que sigue.

Ya lo ves, desde muy pequeños, todos tenemos un cuento, el que va atando en el tiempo todas nuestras experiencias, dando forma a un modo particular de pensar, de sentir y de actuar…

Ahora, ¿quién arma este cuento? 😊 Si vos nunca te sentaste con una birome en la mano a escribirlo… Lo hace tu mente. Y lo hace solita, sin pedirte permiso ni consultarte demasiado. Todos los días pasa tiempo ordenando las escenas y sus interpretaciones, fijando contenidos y formas… Y la mente no se conforma con ser la autora del libro, sino que también lo edita. ¿Sabés que hace un editor de libros? Se fija en que no haya errores, que el tomo tenga una secuencia cronológica ordenada y, sobre todo, que la historia sea clara, sin contradicciones… El editor no es una figura visible, no aparece en la tapa como el autor, pero sí es muy importante.

La mente es el editor de nuestro cuento, una figura que trabaja a escondidas en algún rincón del cerebro, recortando, pegando, tapando, destacando… Cuando contamos nuestra historia, solo mostramos lo que ella decide.

Hay momentos que nos marcan, y es ahí donde el editor pone el foco: lo que se explica de esas situaciones lo convierte en verdades y lo guarda en la memoria. Después, esas verdades nos definen. A veces son situaciones grosas, otras, simplemente una palabra… En ocasiones son incluso cosas (aparentemente) menores las que nos marcan: te cuento una mía, una pavada, solo para mostrarte cómo funciona. Una noche Rodri, un amigo mío de toda la vida, me dijo en un boliche: "Luqui, papá, el no ya lo tenés, vos encará. De cada diez, una te va a decir que sí". 😊

Yo era muy tímido, o bastante más que eso. Así me sentía, así actuaba… así estaba escrito en mi cuento por esos días, y lo tenía bien presente, grabado a fuego. Pero esas palabras me animaron. Por alguna razón, en un instante, se quebró una verdad de mi editor, que no sé ni cómo ni cuándo ni por qué la había escrito. Y cambió mi cuento. A partir de ahí empecé a encarar como loco… Eso sí, ¡no ganaba nada! Pero bueno, esa es otra historia… Y un poco de dignidad quiero reservarme… ¡Me queda un libro entero por delante!

> **EJERCICIO · Un giro inesperado**
>
> ¿Podés buscar en tu historia alguna escena que te haya marcado? No tiene que ser una situación importante en sí misma, sino solo un momento que te haya movilizado o afectado. Algo que hayas visto o escuchado, una experiencia… una circunstancia a partir de la cual, de alguna manera, ya no fuiste la misma persona. Se trata de instantes en los que la historia pega un giro inesperado, obligando al editor a revisar todas sus verdades. ¿Lo podés notar?

Así, con experiencias, momentos, nos vamos armando. En la gran mayoría de los casos, las escenas simplemente se acomodan a lo que se venía escribiendo, sin contradicciones, sin discordancias. De no mediar una de esas situaciones singulares que rompen con lo que se venía dando, la historia no cambia su rumbo. Un día nos decimos las cosas de una manera y después el editor se encarga de transformar esa mirada en una verdad irrefutable. Y a partir de ahí, su trabajo será uno solo: sostenerla.

El trabajo del editor

Una vez que el editor escribe una verdad, luego será cuestión de mantenerla, de reforzarla. Y para esto pone a su disposición toda la maquinaria, prestando atención a las cosas que le interesa, filtrando lo que no quiere o no puede ver y haciendo fuerte aquello que sí encaja en el cuento. Y no sólo eso, ¿me creés si te digo que hasta inventa cosas para que la historia cierre mejor? Lo hace: por esto, el editor, más que leer la realidad y pasarla al papel, la inventa, ajustando siempre las cosas al cuento que escribe.

Volvamos un minuto a mi historia del helado. Los domingos nos juntábamos a comer asado en casa: mis viejos, los cinco hermanos, algún novio o novia del momento, a veces primos y tíos. Y después de la ceremonia de la entrada, el asadito y levantar la mesa, venía el postre: helado. Uno de esos domingos estaban sirviendo y, cuando me ofrecieron a mí, sin dudar dije que no: "no me gusta el helado". 😒 Lo cierto es que sí me gustaba, y comía siempre, pero ese domingo dije que no. ¿Lo ves? Ahí construí una verdad… después, ¡a defenderla! Qué es lo que pasó en ese instante, cuando elegí decir que no, no lo supe entonces, pero el editor oculto ya estaba escribiendo una nueva verdad de mi cuento.

Pasaron más de diez años hasta que un día, quizás me haya llegado mejor el agua al tanque, la pregunta me brotó desde lo más profundo: "¿no me gusta el helado?" Así, de la nada, nació ese interrogante con apariencia de duda existencial. Entonces caminé hasta el freezer, miré a los costados –ahí me di cuenta de que no quería que nadie me viera, si hasta hacía un rato había dicho que no me gustaba (no fuera cosa que alguien notara mi total incoherencia)–, saqué el pote, le clavé una cuchara sopera al dulce de leche, todavía medio congelado, me lo metí en la boca y dejé que se derritiera… ¡¡Mmm!! ¡¡Claro que me gustaba el helado!! ¡Le entré al pote como en el peor domingo de lluvia y depresión! Y al instante me di cuenta: la verdad de que no me gusta helado se derritió sola. No iba por ahí la cosa… 🤔

Ese domingo que dije que no me gustaba el helado todo estaba muy bien, todos reían, disfrutaban, compartían. Y yo era ese que está en la foto, dentro de un círculo.

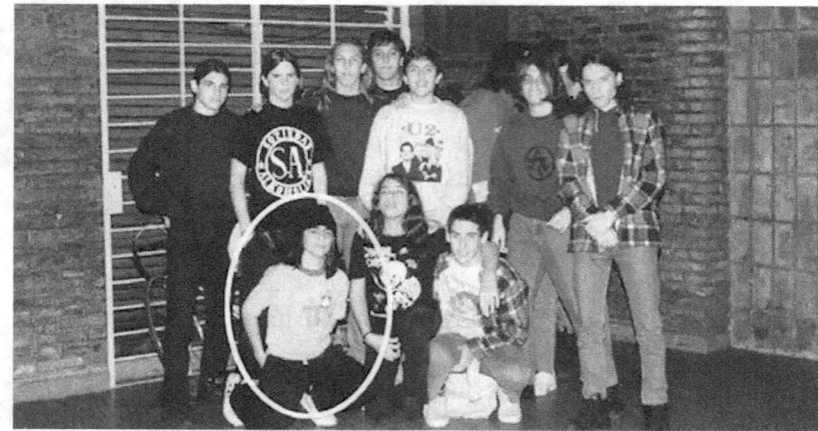

Era adolescente; estaba peleado con el universo, con la vida. Y dije que no sólo porque no estaba en esa sintonía de disfrute, en esa comunión de felicidad. Lo importante en ese capítulo de mi cuento era para mí estar en la vereda contraria de los demás, en contra del mundo, de la alegría... Lo del helado fue pura casualidad, pero al editor se le quedó pegado también. Y después, ¡a sostenerlo! Pero esto lo pude inferir recién mucho tiempo después... Ya te dije, ¡más de diez años sin comer helado! ¡Y no sólo en mi casa! ¡En ningún lado! Si no me gustaba el helado... 😅 Y acá lo importante...

Todos construimos nuestra identidad en base a verdades que un día compramos y a partir de ahí ya no cuestionamos... ¡por más que cambien los contextos!

Ya confesé que lo del helado es cierto, un acto de coraje, o de insensatez, el de exponer públicamente y sin reparos tales cosas de mi vida. Pero cumple el rol de una metáfora: las cosas grosas, las que nos definen, también se instalan a través de este mecanismo.

> **EJERCICIO · ¿Cuál es tu helado?**
>
> Y sí... no te ibas a salvar. De esto se trata este libro, de que te tomes el tiempo necesario para preguntarte cosas importantes. Y, creeme, esta es una pregunta muy importante. Eso sí, no te voy a pedir todavía que busques dar vuelta la historia. Este capítulo es apenas el disparador; nos falta mucho por caminar aún. La consigna es sólo encontrar cuál o cuáles son los helados de tu vida. ¿Te animás?

Y una cosa más... La mente editora hace todo este trabajo de hormiga sin que nos demos cuenta. Y está bien que sea así: esto tiene una función biológica y evolutiva muy importante. Imaginate el tiempo que nos llevaría despertarnos cada mañana y tener que decirnos quiénes somos, qué hacemos... y al final del día revisar las imágenes y ordenarlas como si fueran un álbum de fotos... ¡Imposible! ¡No podríamos hacer nada más! Por esto la evolución le pasó esta función al editor: su misión es hacer todo este laburo sin consultarnos, sin molestarnos, para que nosotros podamos disponer de nuestro tiempo y atención para otras cosas. Por eso, mientras nuestra mente escribe en silencio, nosotros podemos ir a trabajar, a tomar una cerveza con un amigo o, en este preciso momento, estar leyendo este libro.

El riesgo de que la mente trabaje a nuestras espaldas

Suena cómodo esto de tener un editor que haga las cosas por nosotros… pero no. Hay un peligro enorme en este juego. Todo lo que decimos que somos no es más que un manojo de (supuestas) verdades que un día escribimos… lo bueno y lo malo. Es el editor oculto quien le da fuerza a esas ideas, valores, sentimientos y actitudes que tantas veces nos condicionan y limitan. Y así, por esa maldita manía de ser coherente, el editor termina más ocupado en reforzar lo que decimos de nosotros mismos que en buscar la manera de cambiar y crecer. Y nosotros, sin darnos cuenta, seguimos en piloto automático. Mi historia del helado es una pavada, y hasta puede ser divertida, pero el mecanismo es muy riesgoso: quedar atrapado en el propio cuento limita y genera mucho sufrimiento.

Todo eso que pensás que no podés cambiar, eso a lo que creés que tenés que resignarte… no son verdades: quiero que empieces a pensar que son las mentiras de tu editor. Muchas de tus trabas habrán sido ciertas quizás en algún momento… Y después el editor se encargó de sostenerlas para siempre. Quiero que tengas bien claro que el editor está entrenado para no soltar esas verdades. No sabe. No puede. ¡Es un doberman! ¡Eso lo tenés que hacer vos! Esta es la única vida que tenemos, no da para que le dejemos las riendas a otro… no da para ser simples intérpretes de lo que la mente nos dice. ¿No te parece?

En fin… está en vos abrir los ojos, mirar adentro, cuestionar hasta la última verdad de tu cuento y reescribirlo, para que no sea el editor quien defina tu destino, sino vos.

Sé que no es fácil lo que te propongo, y no sé muy bien por dónde empezar. Pero vamos despacio… ¡recién arrancamos! ¿Te parece que comencemos por conocer un poco más sobre ese órgano que protegemos celosamente entre los muros del cráneo? Digo, para ver si logramos comprender cómo funciona la mente y qué podemos hacer para cambiar las cosas.

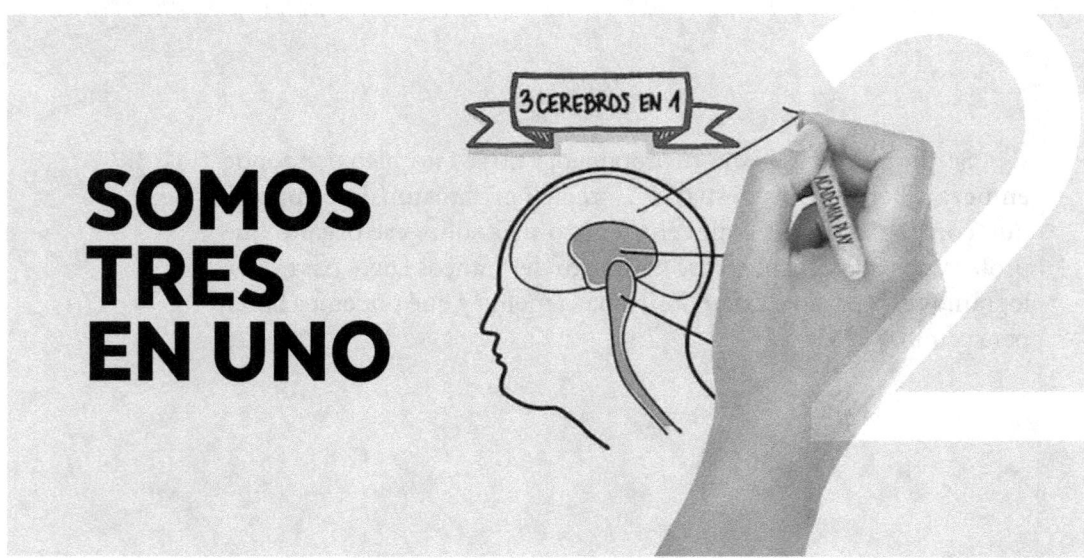

SOMOS TRES EN UNO

> "(...) poseer una mente significa que un organismo forma representaciones neurales que pueden convertirse en imágenes, ser manipuladas en un proceso denominado pensamiento, y eventualmente influir en el comportamiento al ayudar a predecir el futuro, planificar en consecuencia y elegir la siguiente acción. En esto reside el meollo de la neurobiología tal como yo lo veo."
> Antonio Damasio, *El error de Descartes*. Editorial Andrés Bello, Santiago de Chile, 1996.

La mente: una mejora evolutiva

Me resulta imposible concebir un libro sobre la mente que no explique, aunque sea de manera superficial, qué es, de dónde viene y cuál es su función. Porque estudiar la evolución de nuestro organismo es la única forma de comprender cómo llegamos a ser lo que somos. Es que, de algún modo, somos hijos de nuestro cerebro, ese órgano que, con el paso del tiempo, fue haciéndose, de manera obligada (no por gusto), cada vez más complejo. Si tenés *Un juguete llamado mente. Podés vivir mejor* y te acordás lo que anticipaba en el prólogo, te voy a invitar a jugar a la rayuela. ¿Saltamos? Si no lo tenés o no querés jugar, no hay problema; en las líneas que siguen intentaré volcar lo más importante para que entiendas la trama (Rayuela. Capítulo 1: "*Habemus mente*": 20-32).

Desde los organismos más simples, con acciones espontáneas en respuesta a estímulos del ambiente, hasta lo que somos hoy pasaron muchos millones de años. Hubo ya cerebro en el mismo momento en que algunas neuronas decidieron agruparse en un polo, formando una agencia central en la que podían converger ciertas vías que traían información de la periferia. Esta oficina podía dar respuesta, por ejemplo, a las variaciones fisiológicas que suceden en todo organismo, las que lo mueven a corregir aquellos valores que se salen de los parámetros deseados (regulación homeostática). Pero este sistema es todavía muy precario en comparación con el nuestro.

Más adelante aparecieron instancias intermedias entre la neurona que recibía el estímulo y aquella que efectuaba la respuesta: circuitos paralelos y un ordenamiento de la información para encontrar acciones más eficaces. El procesamiento intermedio cambió las cosas por completo; la intención, la de siempre, mejorar las condiciones de adaptación del organismo al medio en que habita. Pero allí no nació la mente, sino que tuvo que esperar hasta que todo ese berenjenal de circuitos, cada vez más complejo, aprenda a crear y manejar imágenes que representen el mundo, figuras con las que pueda trabajar sin que estas sean, necesariamente, el resultado de una percepción de la realidad concreta. A partir de entonces el órgano rector pudo comenzar a ordenar tales representaciones en ese proceso que, más pobre o más rico, denominamos pensamiento. En ese momento nació la mente, pero no aún aquella que conocemos nosotros en primera persona... En este punto del recorrido ¡todavía ni se extinguieron los dinosaurios!

Vamos a abrir un breve paréntesis para entender de qué se trata *pensar*. El cerebro manipula imágenes, las conecta y las ordena para sacar determinadas conclusiones. No hace falta que sea consciente de que lo hace pero, al hacerlo, ya está pensando. Estas representaciones mentales pueden separarse en dos categorías[3]: las perceptuales, formadas a raíz de las modalidades sensoriales (precisan de la experiencia concreta, de la toma de contacto con el estímulo externo), y las rememoradas, nacidas en algún sitio del cerebro mismo (sin la necesidad del estímulo externo). Las rememoradas no solo convocan recuerdos concretos, sino que pueden ser imágenes de ficción, representaciones de cosas que nunca ocurrieron. Para el cerebro, unas y otras son solo imágenes, las primeras (generadas a raíz de estímulos procedentes del exterior) más vívidas que las segundas (reconstituidas a partir de un material interno): representaciones neurales traducidas por el mismo

---

3. Así las divide Damasio en *El error de Descartes*, aunque valdría cualquier otra clasificación.

cerebro a un lenguaje que nosotros sabemos leer. Imágenes, palabras, símbolos… todos son representaciones: las unidades fundamentales del pensamiento.

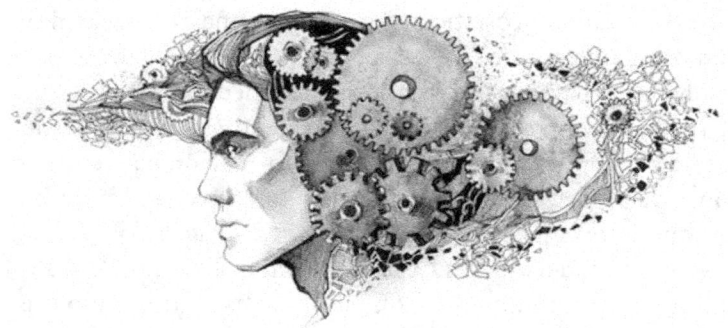

NEUROCIENCIAS · Cortezas sensoriales uni y polimodales

Todos los aspectos sensoriales no se mezclan en un área, como si ese fuera el lugar en el que la obra está terminada: no hay una región única del cerebro equipada para procesar simultáneamente todos los aspectos de una experiencia. Sí existen áreas unimodales, propias de un solo sentido (por ejemplo, la vista se procesa en la corteza occipital), y otras polimodales, en las que convergen una variedad de señales. La integración sucede siempre en la acción conjunta y sincronizada de la actividad de distintas áreas del cerebro. Pero esto no vino de la nada y porque sí; la evolución trabajó mucho para que esto suceda. El resultado, sin dudas, una pieza magnífica.

El manejo de estas imágenes permitió al organismo salir de la precariedad del sistema de regulación homeostática, aquel que sólo se mueve para corregir los valores fisiológicos una vez que se salieran de los parámetros requeridos: esto es correr siempre atrás de la necesidad. A partir de entonces, manipulando imágenes aprendió a proyectar el mundo en una pantalla y mirarlo, a mover algunas variables y considerar qué pasaría… Así aprendió a anticipar cosas que pudieran suceder, dilatando la noción de tiempo más allá del ahora concreto, más allá de la realidad que muestran los sentidos: un enorme salto evolutivo. En esa pantalla que llamamos mente se proyectan necesidades futuras que ahora empezaron a poder ser previstas, poniendo al organismo en movimiento antes de que surja la necesidad. Esto no lo puede hacer una ameba, que sí se activa cuando tiene la urgencia, pero sí lo hace un perro cuando, satisfecho, esconde un hueso que le sobró para comerlo cuando tenga hambre.

Hasta aquí basta con una consciencia que sepa tomar nota de lo que la mente está proyectando en la pantalla, una función que integre toda la información en una sola imagen. Esa forma de consciencia no precisa aún de un *yo*; dicho de otro modo, el dueño de tales imágenes no repara en que es su dueño. Sólo responde, actuando sin consciencia de sí mismo. Mucho más adelante en la evolución esa consciencia dio un paso muy importante, volviéndose sobre sí misma: así nació la *autoconsciencia*, ese fenómeno que permitió al organismo saber que *yo* soy diferente del entorno que me rodea y que estas cosas me pasan a *mí*.

Nosotros no somos y punto, sino que sabemos que somos. Sabemos que tenemos una mente y que todo lo que sucede allí, de algún modo, nos pertenece. La autoconsciencia fue también una ventaja evolutiva.

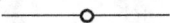

El gato se enoja pero no toma registro de que está furioso, sólo lo está. En cambio nosotros somos conscientes de nuestros estados y de que todo lo que pasa por nuestra mente es nuestro. Esto implica un nivel de conocimiento superior, propio de los humanos, permitiéndonos reflexionar sobre lo que pensamos, lo que sentimos y lo que hacemos (técnicamente, a esto se lo denomina *metacognición*). Y, mirándonos el ombligo, aprendimos a inferir cada vez con mayor precisión lo que pasa en la mente del otro, lo que al otro le pasa. De esto se trata la famosa *teoría de la mente*.

De la mano de funciones cada vez más complejas, esas formas de pensar, sentir y actuar se fueron guardando y estabilizando, dando lugar a un ser con continuidad en el tiempo, dueño de una historia y con ciertas características en las que puede reconocerse: *yo*. Y esto también fue una necesidad, porque el ser humano formó comunidades y aprendió a vincularse con sus pares de una manera muy especial. No por una veta romántica de la evolución, sino porque esto mejoraba sus condiciones de adaptación. Saber quién es cada uno, qué hace o cuál es su rol, sin debate, mejora el funcionamiento del grupo (sobre este punto volveremos más adelante). Y no solo lo hacemos, como puede suceder con las hormigas, sino que sabemos que lo hacemos.

Finalmente, tanto aquellas cosas que vienen codificadas genéticamente, resultado de aprendizajes generados tras el paso de miles o millones de años, como el guardado de las experiencias más recientes, todo tiene como finalidad alcanzar respuestas cada vez más eficaces para nuestra supervivencia y adaptación. La mente nació por y para esto. La evaluación permanente de estas contestaciones, siempre en función de los contextos, es vital para la mejora continua de los recursos del organismo: por esto el cerebro se renueva de manera permanente. Así, la plastimasa cerebral se manipula hasta el último día, buscando un cierto equilibrio entre lo estable y lo inestable, la resistencia y la flexibilidad: el cerebro es plástico, pero esto no equivale a decir que sea ligero e inconstante. Basta con observar que, al día de hoy, después de soplar varios millones de velitas en la torta, seguimos teniendo dentro del cráneo un cerebro reptiliano, otro mamífero y uno humano.

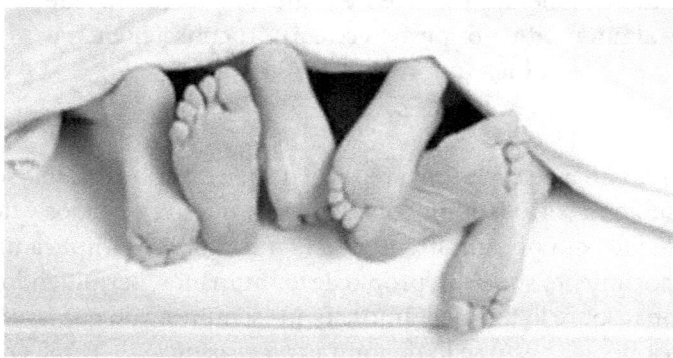

Un *ménage à trois* muy particular

Sería bueno que lo entendamos de una vez por todas. Y me incluyo en esta convocatoria porque no estoy exento de recurrentes momentos de confusión, a veces extendidos largamente en el tiempo. 😊 Somos tres en uno: así como lo leés, una suerte de shampoo, antifrizz y no sé… bucles locos. Algo así pero mucho más complejo: somos un lagarto, un perro y una persona a la vez. ¿Qué tal suena esto? Un lío, ¿no?

Hace varias décadas atrás, un investigador norteamericano llamado Paul Mc Lean propuso la "Teoría del Cerebro Triuno", un modelo sencillo que ilustra bien lo que sucede en nuestro cerebro. Y si bien las modernas neurociencias nos cuentan que la cosa no es tan así, tan compartimentada o con aspecto de capas separadas e independientes, lo gráfico y sencillo de esta teoría sigue siendo muy útil para entender, en parte, cómo funcionamos. Este modelo muestra tres estructuras principales que fueron tomando lugar en la evolución con el paso de millones de años: el cerebro reptiliano, el mamífero y el humano, dispuestos como capas de cebolla, sumándose uno encima del otro. Otra forma de encarar nuestro recorrido evolutivo...

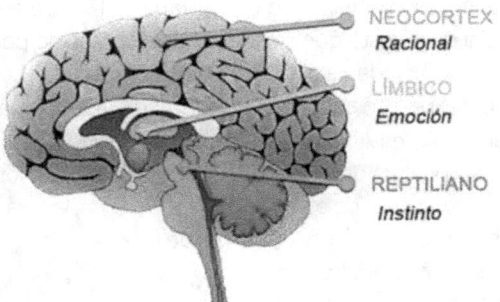

Un lagarto. El cerebro reptiliano, en esta imagen triuno, sería la sede de los instintos más básicos y de ciertas funciones fisiológicas elementales, todo vinculado con la supervivencia: actúa, ataca, huye, se reproduce... todo de manera automática, sin detenerse a pensar en nada o a reparar en cuestiones morales. Cuando está activada esta "primera capa", la más arcaica, básica e instintiva, solo se pueden esperar reacciones impulsivas, genéticamente programadas, y nunca respuestas planificadas. Se encienden los mecanismos vinculados a la supervivencia: no hay tiempo para meditar, para evaluar contextos muy finos o para reparar en detalles: huir o luchar.

En el *cerebro reptiliano* se juegan conductas vinculadas a la supervivencia. Sin mediadores, sin sentimientos ni explicaciones: a todo o nada.

Los reptiles se defienden y atacan sin la necesidad de procesar emociones, por esto se los conoce como animales de sangre fría. Sus reacciones no están mediadas por las emociones ni por la razón, las nuestras sí... ¡sino seríamos lagartos, no personas! El impulso es muy difícil de detener, la reacción es muy poderosa y resistente al cambio; al cerebro reptiliano no le gusta (ni sabe) escuchar el consejo de las emociones, ¡y mucho menos el asesoramiento de la razón!

> **EJERCICIO · ¿Hielo en la sangre?**
>
> ¿Cuándo le decimos a una persona que tiene sangre fría? Cuando nos da la impresión de que, frente a una situación en la que la mayoría se moviliza, esta otra ni se inmuta. ¿Y cómo lo notamos? Porque no hay una expresión facial o un gesto que señale lo que siente (y no porque exista una intención deliberada de ocultar su expresión, como lo hace el jugador de poker): no parece activarse el mundo de las emociones.
>
> Te dejo una tarea: mirá en *Animal Planet* o *Nat Geo* algún documental sobre cocodrilos y procurá detectar alguna expresión facial. Notarás que, cuando descansan y cuando atacan a un hipopótamo, la cara es la misma. Salvo Pascal, el camaleón de Rapunzel de Disney, los reptiles no tienen gestos faciales. Y esto es así, simplemente, porque no tienen los músculos faciales necesarios para expresar en el rostro lo que se siente. ¿Para qué habrían de tenerlos si no sienten?

Un perro. La siguiente capa, el cerebro mamífero, ubicado donde hoy reconocemos al famoso sistema límbico, tendría que ver con las emociones: alegría, sorpresa, miedo, ira, tristeza, ansiedad, asco... todas estas pasiones tienen sede aquí.[4] Mejorando el anterior sistema, aparece ahora el registro de sensaciones displacenteras y placenteras, girando la conducta en torno a dos premisas: la evitación del daño y la búsqueda del placer. Quizás te dé la primera impresión de que el resultado no cambia tanto, dado que las emociones son siempre tendencias a la acción, marchando aprisa y esquivando el consejo de la razón, pero su aparición en el cerebro lo cambió todo. Se trata de respuestas

---

4. Es necesario hacer una aclaración: la teoría del límbico como sistema emocional único está sujeta a críticas y experimentación constante. Dada la diversidad de emociones que experimentamos y la diferente actividad cerebral asociada a cada una, es de esperar que otras estructuras y sistemas estén también implicados. Por ejemplo, el miedo está estrechamente vinculado a la amígdala, mientras que la tristeza se correlaciona mejor con la actividad de la corteza prefrontal medial.

rápidas que vienen programadas en nuestro cerebro, disponibles desde el primer día de nuestra vida. Al ser prefabricadas, no manejan muchas variantes ni consideran la totalidad de variables que se presentan en el entorno: son contestaciones biológicas relativamente fijas para un puñado de situaciones prototípicas.

Por más que nos cueste entenderlo somos seres más emocionales que racionales: las emociones son primarias, luego, las explicaciones le ponen palabras.

Vamos a profundizar un poco. El sistema límbico cuenta con una reconocida vedette, la amígdala: la información que ingresa al cerebro pasa por esta estación y compara lo que está sucediendo con experiencias previas e imágenes que ya vienen en el archivo biológico. Si lo que percibe es un estímulo placentero, entonces pondrá el organismo a disposición para acercarse, en cambio si el estímulo es aversivo, se alejará. Y si el peligro continúa y acorrala, entonces, de la mano del cerebro reptiliano, atacará. ¡200 millones de años de experiencia jugando juntos! También en este equipo encontramos otros jugadores clave: el tálamo, una suerte de volante central (el clásico "5" del fútbol), una estación de paso para todos los estímulos que ingresan a través de los sentidos (menos el olfato). Él es quien define qué estímulos acceden a la conciencia y cuáles no. Por otro lado, el hipocampo es una estructura del cerebro emocional que sabe reparar en los registros archivados en la memoria. Asociados el tálamo, el hipocampo y la amígdala, todo en una marcha automática e inconsciente, el sistema define qué mirar, cómo traer las viejas experiencias a colación, qué sentir y, en función de todo, cómo actuar.

EJERCICIO · Veterinarios de entrecasa

Quiero que observes a tu mascota... salvo que sea una lagartija, entonces ¡casi seguro que tiene emociones! Un gato, un perro... ¡sus gestos son tan claros! Cuando hacen alguna macana meten la cola entre las patas, bajan las orejitas y apuntan la cabeza hacia abajo, mirando desde ahí, casi con el rabillo del ojo, sin sostener la mirada... Hay una expresión facial, aunque más pobre que la de los humanos,

> y una postura corporal. ¿No es así? Y cuando están contentos saltan y mueven la cola, ladran, se mueven... También cuando se enojan cambia notablemente su expresión.
>
> La tarea, en este caso, es reparar en los gestos de tu mascota y advertir cómo esa expresión se enmarca en una tendencia de acción. También, quiero que observes qué te generan a vos esos gestos... ¿Habías notado que todos los mamíferos mostramos nuestras emociones con posturas y muecas muy similares? Por eso nos entendemos tan bien.

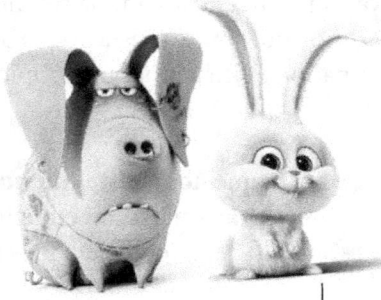

Si bien las emociones se gestaron con la finalidad de de dotar a los organismos de mecanismos biológicos que otorguen la posibilidad de una respuesta rápida y automática frente a distintas situaciones, pronto las emociones se transformaron en la vía regia para la comunicación con nuestros pares. Como la evolución no desperdicia recursos, la intención de la expresión de las emociones no quedó limitada a que el perro intimide cuando muestra los colmillos y gruñe, sino que tales gestos fueron la clave para aprender a regular los vínculos. Y en el ser humano esta habilidad dio pasos de gigante: con el *wi-fi emocional* siempre encendido, nuestras mentes aprendieron a entrelazarse, compartiendo ese espacio virtual en el que se proyectan las representaciones.

Una persona. Por último, el cerebro humano sumaría esa área propia del *homo sapiens-sapiens*, la corteza prefrontal, nacida hace tan sólo 150.000 años (esto es muy poco para los tiempos de la evolución). Esta última capa es la casa del razonamiento, la planificación, la detención de los impulsos, la mediación de las reglas sociales, la cultura, el conocimiento y la regulación de las propias emociones, el descubrimiento de uno mismo como una persona, el reconocimiento y la valoración del otro. Nuestras capacidades cognitivas crecieron de manera exponencial desde el surgimiento de esta última capa.

Haciendo la pausa, la *corteza prefrontal* nos da la posibilidad de evaluar contextos, considerar alternativas y, finalmente, elegir: en esta capa reside la libertad de acción.

Este es el más lento de los tres cerebros, dado que tiene que considerar una gran cantidad de información, por lo que muchas veces lo "madrugan" las otras capas a la hora de dar una respuesta o, mejor dicho, una reacción. Consciente de esto, la evolución diseñó ciertas vías que lo conectan con las capas anteriores para pedirles tiempo, tal como lo hace un director técnico de básquet para poder hablar con sus jugadores antes de una jugada importante. Técnicamente, esto se llama *control inhibitorio*, la detención del impulso.

> **EJERCICIO · Disfrazar las emociones**
>
> No creo que nadie tenga dudas de que las personas sentimos y expresamos lo que nos pasa. Y la riqueza de nuestra musculatura facial nos permite manifestarlo con total claridad, de ahí que el refrán enseñe que "un gesto vale más que mil palabras". Pero también podemos esconderlo. En esta tarea sólo te voy a pedir que te observes a vos mismo en esas ocasiones en las que estás impregnado por una emoción, ya sea miedo, enojo, vergüenza, alegría o cualquier otra, pero, lejos de mostrarla, te esforzás por taparla. Ahí está actuando el freno inhibitorio. Y si querés dar un paso más, preguntate por qué lo estás haciendo, entonces conocerás las razones que pisaron el freno.

Vamos caminando despacio; no tengo intención de ir más profundo por ahora. Hasta acá, solo repasamos superficialmente cómo fue evolucionando el cerebro, ese complejo *ménage à trois* (un arreglo de a tres) que tiene lugar en la calota craneana.

Emoción y Razón se encuentran en el cuadrilátero

Ahora que conocemos las "tres capas" que conforman nuestro cerebro (no olvides que esto es una imagen, una metáfora), vamos a llevarlas a la cancha. Para ser más prácticos, dado que los resultados del trabajo del cerebro emocional y el reptiliano son muy difíciles de separar, estas dos capas las tomaremos en forma conjunta: vale pensar que después de la activación emocional la orden pasa a su brazo armado, la reacción del cerebro reptiliano. Por el otro lado, solita va a quedar la capa racional. A esta altura no creo que haga falta aclarar que la separación de estos dos mundos es sólo un ejercicio artificial para facilitar esta reflexión, pero de ninguna manera esta dualidad es real en la vivencia: en la experiencia ambas cosas están siempre entrelazadas.

En el rincón derecho, con pantalones rojos, la mente emocional, llena de sangre, pura pasión, automática, impulsiva, reactiva. En el rincón izquierdo, con pantalones azules, la mente racional, hecha de hielo, estratégica, la que domina la capacidad de deliberar, reflexionar y planificar.

El referí convoca a los dos luchadores y los enfrenta, cara a cara. Mientras les explica que no pueden darse golpes bajos, morderse la oreja y algunas cosas más, el cerebro racional busca debilidades en su oponente, lo estudia, lo mira, revisa toda variable que pueda jugar a su favor. Al mismo tiempo, el cerebro emocional ya lo quiere matar, está cegado, se agarra una mano con la otra para no empezar a pegarle. Cada uno a su rincón y…

Pausa. Antes de que empiece la pelea, vamos a meternos un rato más en el laboratorio de las neurociencias. Existe común acuerdo en describir al sistema límbico, jefe del **cerebro emocional**, como una estructura subcortical (esto es, debajo de la corteza) que ocupa mayormente la cara medial de los hemisferios cerebrales. Entre los distintos elementos que lo componen, la amígdala es quizás la protagonista. Se trata de una estructura filogenéticamente más antigua (es decir, más arcaica y lejana en su aparición en la evolución de la especie) que el aquí llamado cerebro racional. Y esto es muy revelador con respecto al lugar de las emociones y el pensamiento en el acto de conocer: el cerebro emocional existió antes que el racional, y, de alguna manera, el cerebro pensante surgió entonces como consecuencia del desarrollo de la máquina emocional.

Por su lado, la neocorteza, base del **cerebro racional**, es el asiento del pensamiento, donde se organizan, analizan y comprenden los datos que ingresan al sistema. Pero estos dos mundos, continuando con este sencillo esquema explicativo, no son independientes entre sí sino que tienen una importante comunicación recíproca.

Las **conexiones** entre la neocorteza y el límbico son entonces el centro de batalla o acuerdo entre la cabeza y el corazón, entre el pensamiento y la emoción: estos circuitos explican la importancia del debate entre el choque emocional y el pensamiento claro para la toma de decisiones acertadas. Sin tomar partido por ninguno, vale considerar dos elementos que sobresalen a la hora de impedir el triunfo de la razón. Primero: las respuestas del cerebro racional son mucho más lentas que las de la capa emocional, dado que en su sistema participan un número de circuitos mucho mayor. Por esta pereza comparativa, mientras el cerebro de pantalones rojos tiró quince golpes el de pantalones azules no lanzó el primero… todavía está midiendo a su oponente. Segundo: si el estímulo es muy intenso, la reacción amigdalina (antes declarada como el corazón del sistema límbico) directamente imposibilitará la activación de los procesos neocorticales (del mundo racional).

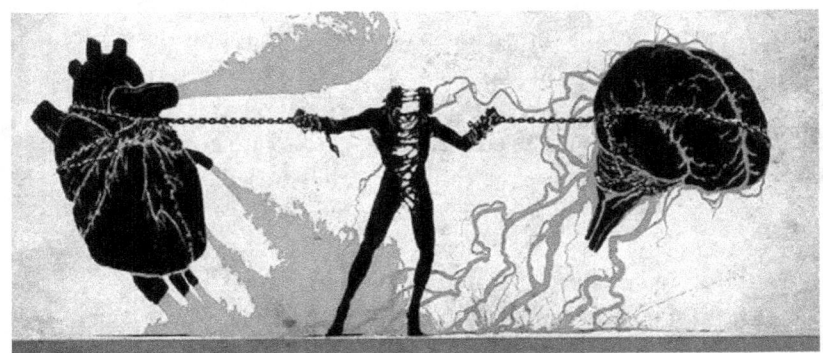

EJERCICIO · ¡Suena la campana!

Imagináte la siguiente escena: entrás con tu pareja a una casa de pagos de servicios; ella queda haciendo la cola mientras vos te apartás a un costado para no molestar. Un hombre entra al local y se pone delante. Entonces ella, amablemente, le dice: "Disculpe, soy la última de la fila", mientras le hace lugar para que se acomode detrás. Observás en silencio la escena. El hombre no retrocede, sino que afirma en su lugar y le dice: "Y vas a seguir siendo la última de la fila porque ahora estás atrás mío". Tu pareja insiste, y el hombre comienza a burlarla. El resto de las personas en la cola no dice nada. Y continúa, comenzando a insultarla por lo bajo, con gesto amenazante, acercándole la cara. Podés sentir que tu cuerpo se tensa… ¿cómo creés que seguiría la historia?

Como si fuera una película, voy a pasar esta escena en cámara lenta, para poder observar con mayor precisión las comunicaciones que se van dando en el cerebro. Empezaré el relato desde el principio, eligiendo uno de los tantos derroteros posibles de esta secuencia.

Al principio observabas sereno lo que sucedía, sin prestar demasiada atención. Bajabas la vista para revisar los mensajes en tu celular y la volvías a levantar para ver qué pasaba. Hasta que notaste su gesto amenazante.

- *Round 1:* la emoción y la razón se miden, como dos boxeadores experimentados. Ninguno de los dos lanza un golpe. Solo mueven las piernas mientras van caminando y girando por el ring.

Afinás la mirada para ver mejor lo que pasa. No lográs descifrar qué se están diciendo, pero tu gesto se va poniendo tenso: tu rostro y tu postura corporal cambian de inmediato, sin que vos hayas dado esta orden. Sin darte cuenta metiste en el bolsillo el teléfono con el que te estabas distrayendo y comenzás a caminar... deben ser unos treinta metros los que te separan de tu novia y ese hombre.

- *Round 2:* los dos están trabajando fuerte, pero la emoción parece aún no tener una identidad clara; no eligió una estrategia de combate ni tiene claros sus objetivos.

Es ira lo que sentís, lo podés notar por las sensaciones que te llegan del cuerpo. En este caso, por distintas evaluaciones que pudo haber hecho tu mente, sabés que no es miedo: reparás en este detalle en un instante y hasta se te cruza alguna imagen mientras caminás de cómo atacarías al agresor.

- *Round 3:* la ira busca lanzar el primer golpe, pero la razón se defiende bien, moviéndose con velocidad. Hay mucho tráfico en las vías que conectan ambas áreas.

Tu mente está muy concentrada; no parece existir un afuera. No estás cegado: tu juicio está considerando las posibles alternativas a tomar y sus diferentes consecuencias. Notás que no hay guardia o seguridad, pero sí reparás en que hay cámaras de video que podrían ser evidencia de lo sucedido si de pronto lo agredís y se la agarran con vos. Todo esto se agolpa en tu cabeza con inusual velocidad.

- *Round 4:* la razón comienza a tejer su estrategia y a atacar también, mostrando sus argumentos pugilísticos. La pelea se está poniendo buena. Es pareja y los dos están buscando ganar.

No hay más nada en tu mente que esta situación, porque el sistema se encargó de apartar cualquier otra cosa de la pantalla para que te dispongas a resolver esta situación urgente. Sentís tu corazón bombeando más rápido. Tu pareja le dice algo más; no podés escuchar con claridad por más que estás prácticamente a cuatro o cinco metros de distancia.

- *Round 5:* la emoción parece ganar fuerza, sus golpes llegan y lastiman, mientras la razón parece debilitarse, no resistir más el embate. Hay una caída. El referí los separa y comienza a contar, pero la razón se levanta y quiere continuar.

El hombre no entra en razón, sino que se pone más violento. En este punto ya te cuesta contenerte, y le gritás desde el lugar en el que estás, mientras avanzás. Todo tu cuerpo se pone tenso; ya no estás considerando posibles consecuencias por lo que pudiera pasar si actuás. Él ni gira la cabeza, sólo sigue gritando y amenazando a tu pareja. Ya no ves nada más que esas dos figuras, atento a los movimientos de ese hombre, y entonces notás que aprieta fuerte los puños. Tu mirada parece un túnel, sólo él, al final del tubo, y vos de este lado; el resto se ve nublado.

- *Round 6:* una nueva caída de la razón, tras un *upper-cut* impecable de la emoción. El referí grita 1… 2… la razón se levanta justo antes de que termine la pelea. Quedan 45 segundos para que termine el round. La razón lo sabe, una eternidad. Pero no quiere darse por vencida. Se ayuda de los elásticos, se pone de pie y el referí hace la seña de que vuelvan al combate.

El hombre levanta una mano y, sin decir más palabra, le asestás un golpe, después otro y otro más. Ahora te quieren agarrar para que no sigas, pero buscás zafarte para seguir pegándole.

- *Round 7:* La pelea está definida: la emoción se hizo inmensa, sin dejar rastros de esa razón que recibe los golpes contra las cuerdas. No cae sólo porque la emoción la sigue apretando en el rincón. Y entonces, en un solo segundo que la emoción no golpea, la razón cae. No hay más conteo. El referí agita sus brazos señalando que la pelea está terminada. La emoción levanta sus brazos, está excitada todavía, quiere más. Un claro *knock out*.

Es nuestra naturaleza... y punto

Nos gusta presentarnos como somos, seres racionales, como si eso nos pusiera muy por encima del resto de los animales o hasta de la naturaleza misma, pero creo que es más veraz admitir que, en todo caso, somos seres emocionales dotados de razón. No tenemos siempre la capacidad para enojarnos en el momento adecuado, con la persona adecuada y de la forma adecuada, del mismo modo que nos resulta difícil, si no imposible, controlar el resto de las emociones. Y, bien cerca de las emociones, tenemos también un instinto que nos inquieta, que se mueve y señala, orientando nuestra conducta. Como el resto de los animales... ¿o acaso no venimos de los mismos antepasados? No aparecimos en el planeta de la nada, sino que arrastramos millones de años de evolución en nuestros genes. ¡Un lagarto, un perro y una persona a la vez!

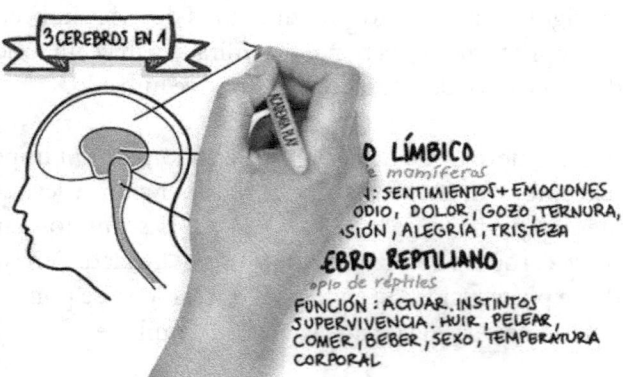

Tres cerebros en uno... una imagen que está fragmentada solo en la teoría, porque no la vivimos así. ¡Somos solo una persona! Conservamos las respuestas instintivas, las mismas del reptil, pero no sin el paso (consciente o no) de las emociones. Tenemos pasiones vivas prendiéndose como un parásito a nuestras entrañas y, a la vez, una vocecita que nos habla al oído, reparando en leyes, cuestiones morales, las buenas costumbres y todo eso. ¡Qué complejo es nuestro cerebro!

Nos paramos en el pedestal de los seres racionales, colgándonos nosotros solitos la medalla de *La Gran Cosa*, forzándonos a reprimir, guardar, esconder o transformar el resto de nuestra naturaleza. No creo que haga falta: mucho o poco, únicos o no tanto, esto es lo que somos.

No somos instinto, emoción o razón… ¡somos las tres cosas a la vez! No hay forma de escapar de nuestra naturaleza; nadie puede hacerlo. Este es el punto, de nada sirve negarlo.

Tenemos instinto. Y, guardados en su bolsillo, un enorme puñado de deseos… básicamente, todo lo que pueda generarnos placer. Es una cuestión evolutiva: ya viste que los animales siempre nos movemos buscando placer y evitando el displacer. Las conductas que favorecen la adaptación y supervivencia fueron marcadas por nuestro organismo con un refuerzo positivo, una gratificación. Y con la misma intención fueron sancionadas con una sensación molesta aquellas otras que ponen en riesgo o dañan. El deseo inquieta, orienta la búsqueda. Si no se satisface el instinto el malestar gana la plaza. El hambre es señalada con una fea sensación en la boca del estómago, mientras la saciedad regala un hermoso estado. El instinto de reproducción gira en torno a una fuerte gratificación que aparece al final de la cópula, no antes. Así la evolución se asegura de que las necesidades sean satisfechas. Vuelvo al punto: tenemos instinto, luego, si lo que indica con su dedo no se ajusta a nuestra cultura o valores, si nos animamos o no a satisfacerlo, esa es otra historia. Aquí estamos parados, en el debate; la fricción es inevitable. Por cada sí, hay un no.

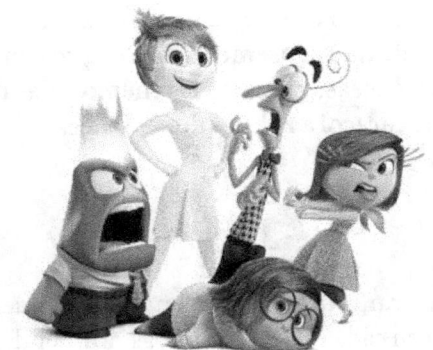

Tenemos emociones. Nos encanta estar contentos, por eso siempre buscamos que *Alegría* tenga el mando, tal como sucede en la increíble película animada *Intensamente*. Como no queremos sentirnos mal, procuramos que *Miedo*, *Furia*, *Tristeza* y *Desagrado* nunca tomen el control. ¡Qué vivos que somos! Dado que no tenemos la opción de tildar las emociones que queremos vivir y borrar las que no, sino que todas van a estar encendidas esperando su lugar, es mejor reconocerlas, darle a cada una el lugar que se merece y aprender a llevarlas. Quizás el objetivo más alto para una persona sea aprender a gestionar sus emociones, a escucharlas sin que aturdan, a comprender lo que dicen sin que se monopolicen la palabra, a sentirlas sin que paralicen. Evitarlas, imposible. Negarlas, ridículo. Por mucho empeño que pongamos, las emociones forman parte de nuestra vida, guste o no.

Tenemos razón. Y así nace nuestra mente *científica* (destriparemos esta idea más adelante). Aquí tiene origen nuestro interés en hacernos preguntas y buscar respuestas, en llegar a Marte para luego saltar a Júpiter, en conocer el origen del Universo para inferir sobre el final… No somos tan simples como el resto de los animales, y no estoy seguro de que eso sea precisamente una buena noticia. Y por eso no nos conforman la supervivencia y la adaptación, cosa que sí permite a un perro echarse una buena siesta cuando tiene la panza llena y se siente tranquilo (no amenazado). Si esta fuera nuestra única finalidad, como marca el destino de las dos primeras capas, deberíamos aceptar que fuimos notablemente superados por las cucarachas. ¡Ellas sí que son exitosas en su misión de supervivencia! ¡Qué golpe a nuestro ego! Pero nosotros vamos por más; nuestro viaje incluye otra estación… esa en la que hablamos de felicidad.

Malas noticias: el hecho de que pensemos, de que sepamos que pensamos y de que pensemos sobre lo que pensamos nos complica las cosas, y por eso la tenemos más difícil que el caracol a la hora de ser felices.

Nos vamos a ahorrar mucho sufrimiento si aprendemos a reconocer lo que nos pasa en cada una de esas capas, si aprendemos a mirar qué señala cada uno de esos dedos índice que tenemos adentro. El arte está siempre en el diálogo; la paz y la justicia solo tienen lugar si las tres partes se pueden expresar. No hace faltar ir al choque, no, tampoco hace falta cumplirle a nadie. Solo ser sinceros y aceptarlas a las tres, fundiéndolas en un *menáge à trois* en el que todas tengan su ganado lugar.

> **EJERCICIO · Una vez más, mirar adentro**
>
> Guste o no, esto es lo que somos. ¿Para qué rechazar lo que viene de nuestro instinto? ¿Por qué ocultar nuestras emociones? ¿Cómo no habríamos de considerar nuestros valores? Estas tres fuentes viven adentro nuestro y el objetivo es aprender a coordinarlas, saber escucharlas y conducirlas. El equilibrio es siempre la meta, no la negación de una y la sobrevaloración de otra. Si no lo hacés, inevitablemente, el equilibrio se va a romper y, por algún lado, la pava va a chillar. ¿Te animás a estar más atento desde ahora a lo que te dicen estas tres voces?

Somos tres en uno, mejor que realizar grandes esfuerzos para negarlo (tapar el sol con la mano) es entenderlo. Las tres voces merecen ser escuchadas y consideradas... ¡De esto se trata aprender a usar la cabeza!

Antes de terminar el capítulo, voy a sacar el carretel de hilo del costurero para ir uniendo las partes... Mi hermana me enseñó de chico a bordar con punto cadena y punto palito (me vi ¿favorecido? por la ausencia de hermanas mujeres 🫣), así que haré mi mejor intento. Desenrollo un tramo de unos 30 cm para no quedarme corto, enhebro la aguja y la dejo colgando a la mitad del hilo; hago un nudito para unir los dos cabos y ¡a coser! En el capítulo anterior te contaba esa misión del editor oculto de nuestro cuento, la de encontrar una identidad y defenderla con coherencia. Ahora, uno aquella pieza con esta, la del seso de tres partes, y pienso... qué difícil es conformar, a la vez, al lagarto, al perro y a la persona, y encima hacerlo con coherencia, ¿no? Y, aparte, ¡ser felices! Nos queda todavía mucho más por comprender de este cambalache cerebral... doy un par de puntadas y arrimo entonces el borde del tercer capítulo.

DESTILANDO VENENOS

> "El territorio de los sentimientos es un universo de complejidades. Si asumimos que un sentimiento integra una emoción básica, nuestra conciencia y nuestros procesos mentales cognitivos más evolucionados, entonces resulta ser una emoción evolucionada que, al final de su camino, es fuertemente personal."
> Daniel López Rosetti, *Emoción y sentimientos*. Editorial Planeta, Buenos Aires, 2017.

¿Por qué no nos enojamos igual que los perros?

Enojo
De *enojar*.
1. m. Movimiento del ánimo que suscita ira contra alguien.
2. m. Molestia, pesar, trabajo. U. m. en pl.
3. m. desus. agravio (ofensa).

Fuente: Diccionario de la Real Academia Española

El enojo es una emoción, una de las siete u ocho básicas (no existe un consenso absoluto al respecto), que surge frente a la percepción de una injusticia o un sometimiento, físico o psicológico, contra uno mismo u otra persona. Puede ser gatillada por una situación concreta que está ocurriendo, por el recuerdo de algo que pasó o por una fantasía, un solo producto de la imaginación. Su aparición genera una tendencia a la acción, valor evolutivo de cualquier emoción: en el caso de la ira, la función va a ser defender una posición (si la batalla se plantea en el plano psicológico) o preservar la propia integridad física (si la agresión va por ese lado). En ambos casos, su misión es plantarse firme para defenderse o atacar al agresor. Luego, en la medida en que la situación concreta (el estímulo) se diluya, la presencia de esta emoción en el cuerpo se irá desvaneciendo, a veces más rápido, a veces menos, dependiendo de qué la haya desencadenado, cómo se haya resuelto la situación y el temperamento de cada persona.

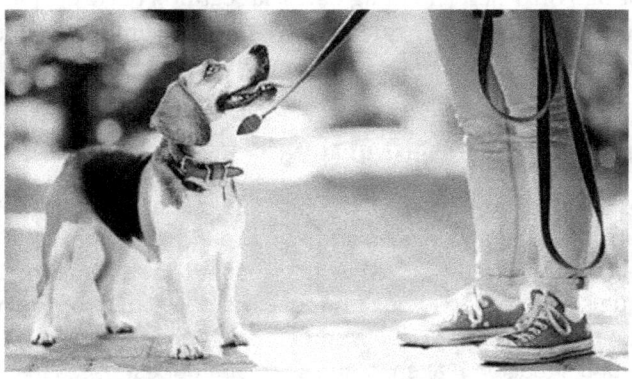

EJERCICIO · Sacar a pasear a un perro (I)

¿Alguna vez sacaste a pasear un perro? Quiero que imagines la siguiente situación. Su colita se empieza a mover de lado a lado, frenética, cuando escucha el ruido de la correa: el condicionamiento pavloviano le señala que es hora del paseo. A esta clara manifestación de alegría puede sumársele también algún ladrido, como si la emoción se le escapara de adentro de las tripas. Le enganchás la correa en el collar y salen. Con prisa, levanta la patita en el primer árbol: urgencia miccional despejada. Ahora solo queda pis para marcar el territorio, otro asunto. Entonces va arbolito por arbolito con el hocico al ras del piso y busca... Pero en este último se demora mucho más; no tiene el escaso interés que mostraba con el resto, acá hay algo más. No sabés si notó que hay una perra en celo en el barrio, si volvió un viejo amigo de la infancia o si Jack el Destripador ha regresado por estos pagos, pero tirás de la correa para sacarlo de ahí y pegar la vuelta. El beagle hace toda su fuerza para defender la posición y hasta gruñe. Está molesto, enojado. Se afirma con sus patas tanto como puede y tira para el lado del arbolito, pero la pelea es desigual. ¿Qué pasa entonces? Este es el punto clave de este ejercicio (si tenés un perro hacelo, por favor, y sino mirá en la calle cuando algún vecino pasee al suyo). Pasa que deja atrás eso que tanto lo interesó y sigue caminando, casi a los saltitos, contento.

Cada vez que las emociones se activan, estamos convocando la activación del cerebro mamífero, la segunda capa del cerebro triuno, ¿te acordás? Pero como nosotros somos una raza mestiza, dado que cruzamos tres cerebros, la cosa no queda allí: el debate se enciende. La capa racional comienza a hacer sus aportes y a enredarse. Y esto cambia mucho las cosas: sin su participación ningún veneno podría destilarse.

Te propongo otro ejercicio imaginario, la segunda parte del paseo. Entonces podrás entender por qué nosotros no nos enojamos igual que los perros.

> **EJERCICIO · Sacar a pasear a un perro (II)**
>
> Ahora vos sos el perro, contento, moviendo la cola al escuchar el ruido de la correa. Una vez vaciada tu vejiga, aunque sea parcialmente, ya no hay molestia, por lo que te disponés a investigar esos árboles que siguen y todo lo que los rodea. Entonces tu dueño te saca de un tirón. Vale ahora que cambiemos un poco las cosas e imagines una situación real en la que se pueda dar esta secuencia, dado que no es tan común que alguien te saque a pasear con correa... ¿no? Bueno, o quizás no tan literal. Pero sí podría pasar que te quieras quedar un rato más en ese museo que eligieron recorrer. Llegaron hace un rato, no mucho, y te fascina el arte, pero a tu pareja no. Finalmente te topás con ese cuadro de Van Gogh que te conmueve: los amarillos, los azules... ¡parece que se mueven! Entonces tu pareja empieza a tironearte para avanzar e irse para otro lado. No es tan diferente de la imagen del perro y el árbol. ¿Qué pasaría entonces? Lo pregunto en el mismo momento de la secuencia anterior. No importaría frente a cuántos árboles más pudieras detenerte en el resto del recorrido, solo ese quedaría fijado en la pantalla mental, el de Van Gogh. No te importaría tampoco que después venga una exquisita comida balanceada en el mejor restaurant canino del lugar; la imagen grabada a fuego. No recibirías de buena gana los mimos de tu dueño y ni jugarías cuando te tire un palito. El árbol, ése árbol, el de Van Gogh, eso es lo que querías, y tu dueño te impidió investigarlo, vivirlo más... te perjudicó, te hizo un daño. Seguís caminando, ya sin mover la cola, masticando bronca. Y la imagen del árbol que no te dejó investigar a fondo se imprime, indeleble, en la pantalla y se guarda en la memoria, en un folio que dice "lista de reclamos".

Tanto el perro como nosotros, frente a la percepción de sometimiento o injusticia, activamos la emoción del enojo. Luego, el perro topa con otro árbol y sigue agitando la cola; nosotros no. El perro tiene emociones, y no sabe que las tiene. Del mismo modo que vienen, se van. Se enoja con su dueño y, en un ratito nomás, ya está disponible otra vez. Así son las emociones: intensas y efímeras. Mientras el perro sigue andando, con el hocico apuntando al piso y nutriéndose de nuevas experiencias, nosotros quedamos atorados en lo que pasó: la emoción se estabiliza y se sostiene en el tiempo por un aporte que hace nuestra mente.

Da igual si el estímulo que generó la activación emocional está presente o no. Seguimos enojados porque sostenemos la representación en la pantalla mental: la imagen de ese alguien haciéndonos daño persiste. Nuestro cerebro racional interpreta lo sucedido, elaborando una rica explicación sobre todo el acontecimiento: qué pasó, cómo y por qué, poniendo el acento en cuánto nos vimos perjudicados. Así, esa sensación corporal (la rabia), que de otra manera se hubiera disuelto, sigue ahí.

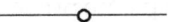

Nos enojamos y reparamos en ello: sabemos que estamos enojados, conocemos los motivos e identificamos al agresor. Nos sentimos perjudicados y rumiamos la escena por largo rato.

Si la emoción fue intensa y el juicio interpreta que hemos sido severamente perjudicados, y peor aún si existen los agravantes de premeditación, alevosía y vínculo de los que hablan los abogados, la sentencia dictará que la escena se convierta en un capítulo importante de nuestro cuento. Para esto el cerebro se encargará de guardarlo en un sitio VIP de la memoria, de fácil y rápido acceso, para evocar el recuerdo tantas veces como haga falta. Si lo trae a colación con mucha insistencia, incluso de manera independiente a nuestra voluntad consciente, seguramente forme parte de un *tema* de nuestra historia, uno de esos contenidos que nos definen. Eso que pasó habla de nosotros (Rayuela: Capítulo 1: "*Habemus* mente": 36 a 38).

La escena del árbol o del cuadro de Van Gogh queda entretejida en un marco histórico, el propio cuento. Cada vez que lo leemos, cosa que hacemos todos los días (sin darnos cuenta), repasamos y revivimos esas imágenes. En la medida en que la escena siga ahí, proyectada en la mente sin variantes, las sensaciones van a perdurar en el tiempo, sosteniéndose hasta que las canas aparezcan… o hasta que las canas se caigan. La tercera capa del cerebro triuno, lejos de colaborar en la resolución de este conflicto (entender lo sucedido, aceptarlo y dejarlo atrás), lo afirma en el tiempo: la emoción sigue encendida y la mente, enredada.

El perro suelta la imagen en un instante; el árbol quedó atrás. A los niños les lleva un ratito, diluyéndose pronto la escena y permitiéndoles volver a conectarse con el presente y divertirse. A los adultos, días, meses, años y, en algunos casos, no se despegan sino hasta la tumba.

Así se destila un veneno mental

Es indudable el valor adaptativo de las emociones, lo hemos repasado ya en otras ocasiones, como lo es también el registro que la memoria lleva de las cosas que nos pasan: guardar las escenas, con sus componentes emocionales incluidos, nos permite evitar futuros dolores de cabeza o, de no poder escaparles, enfrentarlos mejor. Pero aquí nace una paradoja, una en la que todos, en mayor o menor medida, estamos atrapados. Esos recuerdos buscan evitar daños próximos, estamos de acuerdo, pero la permanente proyección de esos registros en la pantalla mental genera un monto muy alto de sufrimiento en el presente, aquí mismo y ahora. ¿No te parece?

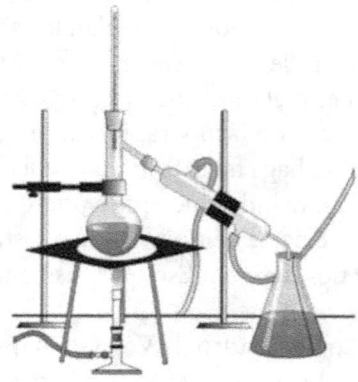

> **EJERCICIO · Reconocer la presencia de un veneno (I)**
>
> ¿Algo te está generando malestar o haciendo sufrir en este momento? Quiero que indagues con franqueza en tu interior. Recién luego continuá la lectura. Si tu respuesta es no, aunque admito que me sorprende, brindo por ello. Si tu respuesta es sí, entonces quiero hacerte una pregunta más. Eso que te está haciendo sufrir, ¿está sucediendo concretamente en este momento? Quiero decir, ¿alguien te está despreciando o te está diciendo que sos un inútil en este preciso instante? De no ser así, hay altas chances de que lo que te esté haciendo sufrir sea un veneno mental.

Las situaciones que nos tocan vivir no son el problema, como tampoco lo son las emociones que nos embargan... no está ahí la clave. ¿Cuál es entonces el paso más importante en la destilación de un veneno? Aferrarse a la representación mental (como esa circunstancia haya sido leída e interpretada, objetividad al margen).

Las emociones, por sí solas, no saben durar en el tiempo: aparecen, trepan y se diluyen, pero las podemos estabilizar para siempre si las atamos a una imagen mental. Las cosas que vivimos, ineludiblemente, pasan, pero el pasado se actualiza permanentemente gracias a la función de la memoria. Incluso cosas que nunca hayan sucedido las podemos imaginar, y entonces las vamos a estar viviendo, aunque sea en la ficción de la mente. En cualquier caso, una representación se sostenga firme en la pantalla mental, ahí estaremos nosotros mirando, sintiendo, pensando... aferrados.

**El veneno se destila en el acto de aferrarse
a una representación mental que habla de una situación dolorosa.
Luego, con la permanente proyección de esa imagen en la pantalla
es difícil no movilizarse, enredarse con el pensamiento
y retorcerse.**

> **EJERCICIO · Enredado**
>
> Veamos otro ejemplo para entenderlo mejor. Esta mañana tuviste una discusión con tu pareja o tu compañero de trabajo dijo algo que sentiste injusto. Ya pasaron largas horas, pero aún seguís enojado, tenso. Tu memoria trae el evento a la pantalla varias veces a lo largo del día. Y cada vez que lo hace, en tu cabeza se disparan nuevos autodiálogos y fantasías que buscan resolver la escena, a veces atacando, otras buscando justicia… rumiaciones mentales. Veneno. Una y otra vez, hasta contar mil, caminás la viñeta como podría hacerlo un actor que se prepara para el estreno. Y en todos los casos la ira se reactiva, entonando el sistema límbico sin pausa, disparando señales de distinta intensidad que no permiten que el cuerpo se relaje. Pueder ser que el día de la obra nunca llegue y, casi seguro que, de hacerlo, las cosas no van a salir como lo planeaste. Lo tenés presente, pero no podés salir de ahí: seguís aferrado. ¿Te resulta familiar esta secuencia? Veneno.

El mismo juego que hicimos con la ira se puede hacer con cualquier otra emoción: miedo, ansiedad, vergüenza, tristeza, asco… Cambia el gusto de la pócima, pero no su condición de ser perniciosa. En cada persona domina una gama emocional determinada, coherente, por supuesto, con los contenidos que desfilan por la pantalla mental: ahí están, otra vez, los *temas* de cada cuento.

Creo que a la evolución, con este mecanismo, se le escapó la tortuga. No digo que esté mal recordar las cosas que nos hicieron daño, es una de las funciones de nuestra memoria, y tampoco está mal anticipar cosas que podrían lastimarnos si el fin es evitarlas o prepararnos mejor para cuando nos toque enfrentarlas, por esto valoramos tanto la experiencia. Pero que el circuito siga activándose, como un *loop* virtual incesante (estímulo -la escena proyectada- y respuesta -emoción y enredo de ideas-), eso no lo veo positivo. Inevitablemente, la recurrente proyección de esta secuencia se volverá perniciosa: el veneno se apoderará de la mente y llegará hasta la última célula del cuerpo.

> **EJERCICIO · Reconocer la presencia de un veneno (II)**
>
> ¿Cuál es la utilidad de proyectar tantas veces esa imagen que pudiste reconocer en el ejercicio anterior? ¿Cuál es la ventaja de estar mirando ese momento una y otra vez? ¿Existe una intención verdadera de resolver o mejorar las cosas? ¿Podés soltar esa secuencia cuando vos quieras o aparece solita, incluso en contra de tu voluntad? ¿No te hace daño quedarte aferrado a esa escena? Un veneno mental.

Vamos y venimos en nuestra cabeza, buscando el inicio, las causas, lo que dijo, lo que contesté, lo que tendría que haber dicho, lo que no hice… cada uno de estos pasos, nuevas causas para próximas consecuencias. Lo que pasó (pasado), la culpa, el rencor… Lo que podría pasar (futuro), finales catastróficos, pérdidas… Las emociones se perpetúan, enceguecen e impiden ver las cosas de otra manera; seguimos enroscados, generando sufrimiento. Conscientes o no, sucede cada día. Mientras no detengamos este mecanismo, el veneno va a seguir corriendo por nuestras venas. El resultado de aferrarnos; la consecuencia de no saber soltar. Todo ocurre en la gran ficción: todo ocurre en la mente.

Alquimistas desequilibrados

Es la misma mente la que genera este veneno, como bien lo ilustran los textos budistas, pócima que nos daña, física y psicológicamente. Pero para que esto tenga lugar, hace falta la complicidad de uno mismo… como en el tango, hacen falta dos para bailar. La mente la ofrece, sin mala intención, por el contrario, con la finalidad de armarnos para situaciones inminentes o de prevenirnos futuros males. Y nosotros la bebemos; nosotros le decimos sí.

Buscaré explicarme lo más claro que pueda. Primero vivimos una experiencia. Si esa experiencia nos tocó las vísceras, entonces el recuerdo será fijado de manera firme (las emociones son las que le señalan a la memoria qué contenido es importante grabar). Si esa imagen tiende a repetirse en la pantalla mental es porque el sistema busca que la tengamos presente. Si no fuera importante, no se proyectaría con tanta insistencia, y, por ende, no tendría mayor incidencia en lo que sigue del cuento. Por este motivo, vale advertir que los venenos siempre tocan los *temas* de nuestra vida, esos en los que va nuestra identidad (volveremos sobre este punto en el *Capítulo 10: Expertos en ser quienes somos*). Cada vez que la imagen se proyecta, con toda su carga afectiva, el cuento se refuerza, generándose una extraña y oscura dependencia: no podemos soltar esa imagen. Sabemos que nos hace mal, pero no podemos dejar de proyectarla. Queremos dejar de consumir esa secuencia, pero no podemos. Antes o después, el daño se produce: nos hicimos adictos al veneno.

**Si una imagen mental se repite una y otra vez,
es porque sabe representar un *tema* de nuestra historia.
Y como reforzar el propio cuento es un objetivo
de nuestra mente narrativa, terminamos haciéndonos
adictos al veneno.**

―――○―――

Volvamos al principio. El dolor es inevitable, te contaba en *Un juguete llamado mente (1)*. *Podés vivir mejor*, pero el sufrimiento es una elección (Rayuela: Capítulo 6: "*¡Juira dolor!*": 123-127).

Cuando nos toca vivir una situación dolorosa, no queda más que armarse y resistir: aceptar lo que viene y dar lo mejor de lo que tenemos para seguir adelante. Pero la cosa es distinta cuando el estímulo que lastima no está aquí presente, sino que vive solo en ese espacio virtual que llamamos mente: ahí nace el sufrimiento, en esta distinción técnica que vale empezar a tener en cuenta. Y todos sabemos que la fantasía, muchas veces, duele casi tanto como la realidad. Y atrapa. Así actúan los venenos mentales. La mente nos ofrece estas imágenes una y otra vez, y nosotros aceptamos: la primera va de regalo, pero al final cuesta muy caro.

**¿Cuándo se destiló el veneno? ¿Cómo pasó? ¿Por qué?
Preguntas y más preguntas… la flecha todavía clavada
en el esternón. Somos unos alquimistas desequilibrados.**

―――○―――

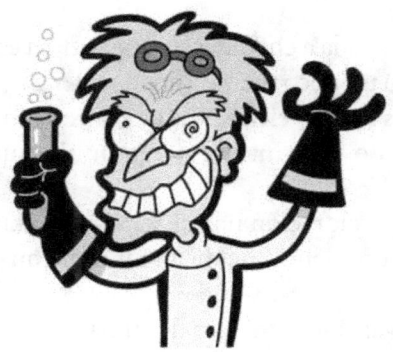

Asumo que a esta altura habrás identificado algunos de tus venenos; todos los tenemos, está en nuestra naturaleza generarlos. Pero también lo está la chance de advertirlos y dejar de elegirlos.

Uno de los que más salen... la culpa

No pretendo hacer de este capítulo un catálogo de los distintos venenos que existen en el mercado de las mentes humanas, esto llevaría un libro entero, pero no quiero dejar de hacer mención de uno de los preferidos, tanto por las damas como por los caballeros. Servirá con fines ilustrativos...

La culpa es un sentimiento negativo que surge de la creencia o sensación de haber cometido una falta (ya sea por acción u omisión), de haber traspasado las normas éticas personales o sociales. Se trata de una sensación que toca distintas emociones, siempre negativas, cargadas de malestar: tristeza o angustia, frustración o enojo, miedo y vergüenza, muchas veces cambiando y retroalimentándose entre sí. Como en todos los casos en los que se convoca una emoción, su activación tiene un fin adaptativo: su función es hacer consciente que se ha hecho algo mal, a fines de interrumpir esa conducta y facilitar los intentos de reparación y cambio. Por esto la culpa no es en sí misma mala o negativa, sino que se sirve de la incomodidad que genera su presencia para detenernos a reflexionar y entender la situación que la provocó, captando la importancia de lo que señala, qué hicimos mal y qué podemos mejorar. Así, sirve para un análisis constructivo que nos evitará nuevos momentos de malestar y daño, empujando el desarrollo de nuevos recursos y alternativas para enfrentar situaciones similares y permitiéndonos crecer.

Esta definición nos ayuda a entender de qué se trata este concepto, pero, para profundizarlo un poco más, vamos a meter a la culpa bajo el equipo de rayos X. Estos son los elementos que la constituyen:

- Acto causal, real o imaginario: un estímulo que dispara la secuencia.
- Percepción y autovaloración negativa del acto: el momento en el que se toma consciencia del hecho u omisión y sus consecuencias.
- Emoción negativa: el sentimiento de culpa.

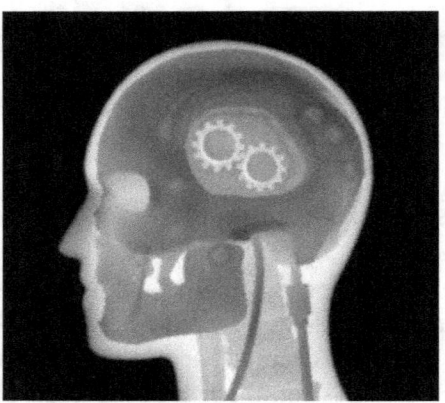

EJERCICIO · Con la radiografía frente a tus ojos (I)

Seguramente alguna vez habrás hecho algo por lo que, con explícita intención o por daño colateral, alguien habrá salido lastimado. ¿Podés buscar un recuerdo de este tipo? Si no lo encontrás, te sugiero que hagas una interconsulta con oftalmología por diagnóstico presuntivo de miopía severa, o sino con neurología… puede que sea un principio de Alzheimer. Una vez que lo encuentres, ¿podés encontrar los tres elementos que señalamos en la radiografía?

Esta secuencia (la radiografía) puede ser normal o patológica, dos formas de culpa muy distintas:

- **Culpabilidad sana**: aparece como consecuencia a un perjuicio real, una situación concreta en la que hayamos cometido una falta que pesa sobre uno mismo o un tercero (más frecuentemente). En este caso, la culpa tiene una finalidad muy

clara, frenando esa conducta, detectando el error y buscando la manera de reparar el daño y evitar que se repita. Esta forma de culpa es funcional y conveniente.
- **Culpabilidad mórbida**: la alteración puede aparecer en cualquiera de los tres elementos que la constituyen, sea en que no existió la falta objetiva o que ese acto causal no pueda cerrarse solamente sobre uno mismo, como si se tratara del único factor que provocó el daño, o que la emoción derivada de la situación sea excesiva en intensidad o tiempo de duración. Por último, a diferencia de la anterior, este tipo de culpabilidad es destructiva y no tiene la función de adaptarnos al medio, por lo que se puede entender que es disfuncional: de esto se trata la culpa patológica.

> **EJERCICIO · Con la radiografía frente a tus ojos (II)**
>
> Retomando el ejercicio anterior, hoy, tiempo después de aquel evento, ¿se te sigue viniendo a la cabeza? Si la respuesta es sí, ¿creés que se pueda tratar de una culpa patológica, de un veneno?

La crítica patológica es destructiva, demoledora y aplastante. Es como una hostil voz interior que acompaña a sol y sombra. Sin intención de reparar nada, solo se trata de un malestar inútil e innecesario.

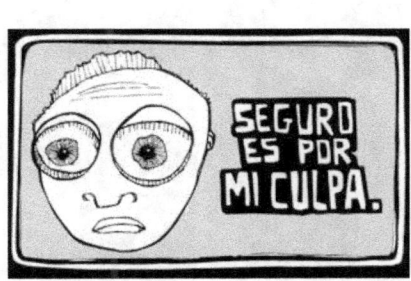

En ella crecen diálogos internos hipercríticos, acusaciones y reproches que se tornan obsesivos: con imágenes intrusivas, la mente se encarga de traer las escenas a la pantalla de manera recurrente. El dedo señala y muestra el error una y otra vez, tanto, que es difícil concentrarse en otra cosa, distraerse. Se trata de una crítica que no para, no se detiene: no basta el reproche, sino que encadena hechos e imputaciones de manera interminable, rastreando en la memoria situaciones pasadas similares que le permitan multiplicar el malestar. Juzga y sentencia, hallando en casi todo lo que haga un error imperdonable: todos los males del mundo tienen origen en sus propias faltas. Tiende a desparramarse y a intoxicar cada célula del cuerpo, como una especie de sombra maligna de la que es difícil rebelarse: los efectos del tóxico se hacen evidentes en un malestar inmenso que, por momentos, se torna paralizante. Angustia, nerviosismo, un afecto negativo que ahoga… se siente también a nivel físico, con dolores de panza, opresión en el pecho, insomnio, tensiones, contracturas y una parva de síntomas más. Por último, la culpa patológica no tiene un fin de aprendizaje: más que advertir lo que se interpretó como un error para no repetirlo, pareciera que solo se interesa en buscar nuevas experiencias que le permitan posicionarse en el lugar de culpable. Puro daño. Si esto no es un veneno… si esto no es una adicción, entonces ¿qué es?

LA MENTE ¿CIENTÍFICA?

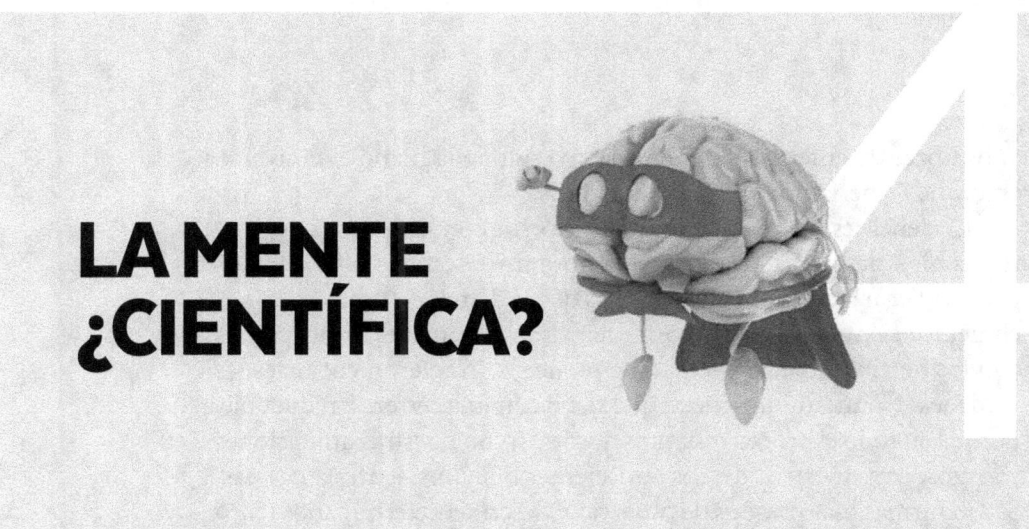

> "La ciencia es un método de adquisición de conocimiento basado, primero, en la observación, después en la formulación de hipótesis a partir de esa observación, luego en el diseño de experimentos para poner a prueba si esas hipótesis son ciertas o no y, finalmente, en una interpretación objetiva de los resultados."
> Pere Estupinyá, *El ladrón de cerebros*. Editorial Debate. Buenos Aires, 2016.

Científicos por naturaleza

A medida que fueron pasando los siglos, salimos de los cantos y ofrendas a los dioses para evitar que las tormentas nos inunden, a conocer cómo se forman tales fenómenos climáticos y anticiparnos a ellos. Cambiamos el pensamiento mágico por el método científico y la fe por el saber. Y en este giro nosotros mismos hicimos de la ciencia nuestro nuevo Dios, un corrimiento que no tiene nada de casualidad: las religiones fueron creadas por el hombre para ordenar el caos, para explicar cómo fueron y son las cosas, para prescribir normas morales y para reducir la incertidumbre frente a esa inmensidad a la que no podíamos acceder y, mucho menos, controlar. Ahora parece ser la ciencia la que dice lo que es y lo que no, lo que funciona y lo que no, lo que sirve y lo que no... y también se anima a sugerir lo que deberíamos ser y hacer. La Ciencia está en el altar y nosotros nos arrodillamos ante sus Verdades. Y como la Diosa Ciencia es una obra del hombre, nos hicimos más soberbios y arrogantes que antes. Ya no será Dios quien evite el próximo terremoto, sino el hombre. La Ciencia nos va a mantener jóvenes y bellos, nos va a permitir vivir mil años libres de enfermedades, nos va a servir en la mano el Universo entero… Deberíamos ser más cuidadosos.

La ciencia es un método de adquisición de conocimiento que tiene reglas bien definidas. Seguirlas a la hora de investigar es lo que nos permite llegar a esas conclusiones a las que le damos el título de "conocimientos científicos": objetivos, sistemáticos, racionales, contrastados con los hechos y con capacidad de predecir. ¿Nacieron entonces las verdades? No me animo a decir que sí, no con una certeza irreductible. Porque en todo el proceso estamos nosotros, con nuestras limitaciones y sesgos, con nuestros deseos conscientes e inconscientes a cuestas. Sí son formas más precisas de observar y describir determinados fenómenos… pero puede fallar, decía *Tu Sam*.

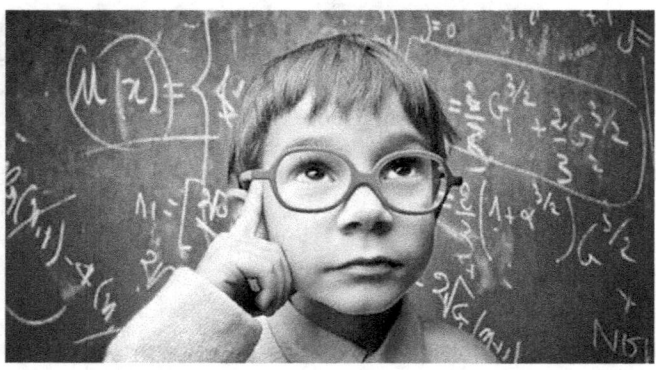

Diseñamos el método científico porque es el que, instintivamente, usa nuestra mente: no es una casualidad ni una ocurrencia estrambótica de algún cerebro especial. Lo que hizo en su momento Francis Bacon a principios del siglo XVII fue sistematizar la mejor manera en que la razón humana puede ser utilizada para adquirir conocimientos. Está en nuestra naturaleza buscar la experiencia concreta para redactar una verdad: precisamos ver con nuestros ojos, escuchar con nuestros oídos, olfatear con nuestra nariz, degustar con nuestra boca o tocar con nuestras manos para conocer y explicar el mundo. Y, en el peor de los casos, ver cómo a alguien le sucede o escuchar de quien confiamos un conocimiento que no es de primera mano. Necesitamos ver y tocar para creer, recién luego, en base a tales experiencias, podremos deducir las explicaciones.

> **La mente no funciona acorde a las reglas de la ciencia…
> no es este el secreto de su afinidad. ¡Es el método científico
> el que se ajusta a las reglas de la mente!
> ¡Por esto la mente ama con devoción a la ciencia!**

Observamos, formulamos hipótesis sobre eso que observamos, diseñamos algún experimento para poner a prueba la hipótesis y extraemos una conclusión a partir de los resultados. Esa conclusión es, a todas luces, una verdad que cierra de punta a punta. 😊 Así funciona nuestra querida mente científica: nos acercamos a la realidad (la que decimos que está afuera) a través de nuestros sentidos para que, luego, la razón la explique con fundamentos: así le damos solidez al piso de conocimiento sobre el que caminamos.

No hay ninguna discrepancia cuando lo que la mente percibe a través de sus sentidos la ciencia lo explica con argumentos y lo reproduce con experimentos. Pero, ¿qué pasa cuando estas dos partes no encajan? ¿Qué sucede cuando la razón escucha una verdad que no puede confirmar con sus sentidos? ¿Qué pasa cuando no podemos explicarnos lo que vemos?

> **Si las explicaciones son coherentes con lo que percibimos,
> vamos bien. ¿Y si no encajan? Será una misión para
> la *Súper Mente Científica* quien, con sus súper poderes,
> ¡hará que ambas piezas encastren!**

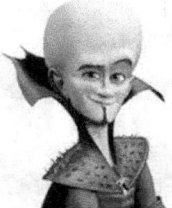

Y así llegamos al núcleo de este capítulo. ¿Qué pasa cuando lo que percibimos no se condice con lo que tenemos por verdad? ¿Qué pasa cuando lo que tenemos por conocimiento no puede ser evidenciado en la experiencia? Algún engranaje de la máquina va a empezar a hacer ruido… La mente no se lleva para nada bien con las contradicciones. ¿Te acordás lo que te contaba en mi historia del helado? En el momento en que redactamos una verdad (por el motivo que fuere), el trabajo a partir de ahí será solo uno: sostener la coherencia. ¿Y eso cómo se hace? O ajustamos la verdad a lo que percibimos, o distorsionamos lo que percibimos para que se ajuste a la verdad. ¡Eso es todo! ¡Así construimos nuestra identidad y la realidad misma! ¡Ciencia! (No hace falta aclarar que estoy siendo irónico, ¿no? 😬)

Mepa que, para científica, le falta bastante

Ya viste qué es la ciencia, y por qué digo que la mente se identifica tanto con ese modelo. Pero me quedan algunas dudas… ¿empezamos por un ejercicio?

EJERCICIO · Desayunar como un científico

La próxima vez que prepares unas tostadas con manteca y mermelada para el desayuno o la merienda, quiero que hagas el siguiente experimento. Apoyá la tostada sobre su lado limpio y empujándola con un solo dedo por el medio deslizala por la mesa hasta el borde y, luego, más allá, empujándola al vacío. La tostada va a caer a causa de este movimiento, hará un giro o dos en el aire, de acuerdo a su estado atlético y su talento para la gimnasia, y terminará su aventura en el piso. ¿De qué lado cayó? ¿Del lado de la manteca y la mermelada o del lado limpio? Tendemos a creer que siempre cae del lado untado (así lo afirman las leyes de Murphy), pero podés someterlo al método científico y decir si es verdad o no. Al menos, repetí el proceso diez veces. Después pasás un trapito por el piso y listo, no es tanto lío.

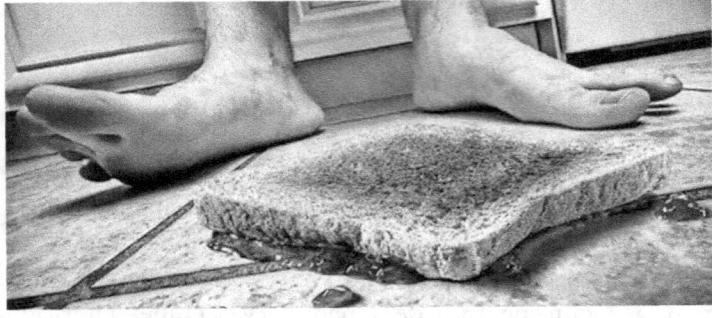

Vamos a sacarle algo de jugo a este sencillo juego en el que buscamos descifrar la veracidad de nuestra hipótesis: "la tostada siempre cae del lado de la manteca y la mermelada". Primero, ¿de verdad hiciste la experimentación? No sirve con que sólo hayas leído; sé que entendés lo que escribí y que podés imaginarlo, pero ¡de verdad necesito que lo hagas! No se hace ciencia solo infiriendo... ¡se hace experimentando! Así que cerrá el libro y nos vemos en un rato.

Ahora sí. Pero vas a ver que no es tan fácil investigar de manera con el rigor que exige el método científico. ¿Era una tostada de pan francés? ¿O eran tajadas de una varilla de pan? Esto no es menor... no podemos hablar de tostadas, en términos generales, si nuestra experimentación fue con un pan francés. Otra pregunta importante: ¿cuán tostada estaba? ¿Mucho? ¿Estaba casi negrita y dura o, por el contrario, casi blanca y blanda? No es lo mismo. Tengo algunas preguntas más: ¿manteca y mermelada o una sola de las dos? ¿Capas anchas y pesadas o apenas pintadas? ¿Empujaste la tostada con qué dedo? ¿Siempre lo hiciste en el mismo punto de la tostada? ¿Y la fuerza que hiciste? ¿Estás seguro que siempre fue en la misma dirección? ¿La mesa desde la que se propició la caída fue siempre la misma? ¿Lo hiciste al menos diez veces? Es una muestra chica, pero bueno... creo que con estas respuestas ya podemos ir armando alguna conclusión. Dejame ver si me sale (¡ayuda!, ¡alguien del Conicet por acá! 🙊

Conclusiones. La tostada Irma (le pongo este nombre para señalar su identidad única, quiero decir, es Irma y no otra tostada; no es Julia, quien quedó siempre quieta en el plato), una preciosa rebanada de pan lactal marca B (con sus propias y singulares características) untada con una delgada capa de manteca marca D y otra similar de mermelada de durazno marca LC, cae al piso preferentemente del lado de la manteca y mermelada (en el 80% de los casos, para ser más preciso; no puedo decir siempre porque dos veces de diez cayó del lado limpio, con la manteca y la mermelada para arriba) cuando la empujo con el dedo índice de mi mano derecha (nunca usé otro dedo que no sea ese) a la altura media (siempre a ese nivel) del lado opuesto a aquel que se asomará primero al borde de la mesa cuya superficie se encuentra a 80 cm. del piso (siempre la misma mesa), sosteniendo una misma intensidad de fuerza y una dirección estable a lo largo de todo el movimiento (sin empujoncitos bruscos sino con un movimiento continuo), en un piso 9 de un edificio de la ciudad de Rosario (no lo hice en otro lugar).

> **EJERCICIO · Dígame doctorando...**
>
> Podríamos imaginar que este estudio salió publicado recientemente en una prestigiosa revista de cosas sin ninguna importancia pero muy presentes en nuestra vida cotidiana *"European Journal of Dayly and Useless Things"*, (2017, Vol 5, N|4, p 120:121). Después de leer la conclusión (el del apartado anterior), tu tutor de tesis, un Doctor muy prestigioso y renombrado, te pide una reflexión respecto de lo leído. ¿Qué es lo que notás al leer ese extracto?

Si yo escribí más o menos bien el relato, cosa que dudo, habrás notado que una conclusión científica, luego un hecho o una verdad, necesita una definición rigurosa de cada variable interviniente en el estudio. De otra manera, metodológicamente, hay imprecisiones que podrían alterar los resultados. No es lo mismo una cosa o la otra: pan lactal o mignon, un empujoncito suave y continuo o un golpe seco y fuerte, hacerlo aquí o en la Luna. Sin dudas los resultados, y las conclusiones, serían diferentes.

Las verdades, indefectiblemente, están sujetas a un contexto y un sinnúmero de variables intervinientes. Sin su consideración, pierden todo valor: esto la ciencia lo sabe y respeta con rigor, la mente no.

Es cierto es que la mente sigue la vía del método científico, formulando hipótesis sobre las cosas que le pasan y extrayendo conclusiones de sus experiencias. En la medida de sus posibilidades, busca "ver" para hacer inferencias y compara con otras observaciones, contrastando las explicaciones para alcanzar una síntesis exacta. Pero sus "investigaciones" están llenas de errores, por lo que sus conclusiones no deberían merecer el título de certezas, verdades terminantes. Sin embargo, lo hace. Y esto tiene sus riesgos... no olvides que tu identidad y tu manera de leer el mundo (tu cuento) se sostiene en estas verdades.

Te cuento algunos de los factores por los que entiendo que a la mente, para científica, le falta bastante. Y consecuentemente, por qué sus verdades deberían ser bajadas del pedestal para ser nuevamente meras opiniones, siempre con un margen de duda y dispuestas a ser revisadas y modificadas.

Un equipamiento poco sensible y no fiable. Nuestra capacidad de percepción, salvo en contadas áreas en las que nos hacemos expertos, es muy pobre. ¿O no son acaso, para nosotros los occidentales, todos los japoneses iguales (y lo mismo le pasa a ellos con nosotros)? ¿Detectás cada sabor, cada especia, en una comida elaborada? En un bosque, ¿distinguís un árbol de otro? En general, todo se nos hace uno, parecido o hasta igual. Y así andamos, ciegos a la inmensa variedad de las cosas que nos rodean. 👁 Una muestra ínfima de cómo construimos nuestro mundo, nuestra realidad. Y no es muy distinta la forma en que nos definimos a nosotros mismos y a los demás, con la mirada siempre traslúcida, velada.

Reducimos el mundo para que quepa en el rabillo de nuestros ojos. Pobreza la de nuestros sentidos; pobreza la de nuestra mente.

──o──

La paupérrima sensibilidad de nuestra lente no es el único inconveniente para la investigación científica, y, de hecho, no es el peor. Nuestros sentidos distorsionan lo que observan, ignoran lo que no quieren ver y fortalecen lo que sí les conviene... ¡esto sí que es grave! Por esto, bien podemos decir que somos víctimas de engaños de la percepción, una forma de comportamiento fraudulento que sucede de manera automática, sin que nos demos cuenta.

La mente siempre arranca con una hipótesis preformada sobre lo que observa, aunque nosotros mismos la desconozcamos (conscientemente). Lo que hará en su "investigación" es procurar que sus sentidos (aliados en el estudio) vean aquello que viene ya tenía como una **verdad sugerida** (Rayuela: Capítulo 10: "El mundo es lo que veo y toco... ¡qué inocencia!": 165-170).

> **EJERCICIO · Cantando con Xuxa**
>
> ¿Te acordás de "la reina de los bajitos"? Esa canción suya que supo animar fiestas durante largos años, "todo el mundo está feliz, y no deja de cantar...", escondía un secreto. Decían que si la escuchabas al revés, de atrás para delante, notarías un mensaje satánico encriptado. ¡Ese era el secreto por el que la blonda brasileña se había hecho tan famosa! Tenía que hacer el experimento... no me iba a quedar con la duda. No recuerdo exactamente qué edad tenía, pero sí que estaba con Fer, un amigo mío de toda la vida, en su departamento. Ahí agarramos un casete TDK, que tenía grabada la canción en cuestión, lo desarmamos, dimos vuelta la cinta, lo volvimos a armar y...
> ¡¡¡lo escuchamos!!! "El diablo es magnífico", decía con voz temblorosa y no tan clara... ¡Los dos lo escuchamos! ¡Nuestros oídos percibieron esa conjunción de palabras! Entonces se lo hicimos escuchar a su mamá, y después a su hermana... pero nada, ellas no escucharon lo mismo que nosotros.

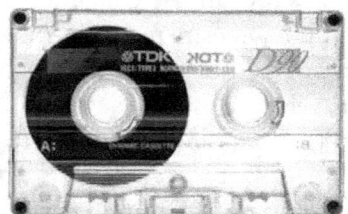

Desde ahí aprendí que no nos podemos fiar de nuestros sentidos: cosas que están alrededor nuestro no las vemos (algunos sí), sonidos que atraviesan el aire no los advertimos (los perros, por ejemplo, sí), olores y sabores corren con la misma suerte... nuestro aparato de percepción es poco sensible y, como el diablo ahí también mete la cola, engañoso.

Sesgada desde la M hasta la E. La mente siempre tiene una intención, nunca es imparcial y objetiva: es una verdad incuestionable. Y esto va a constituir un sesgo. Como la mente quiere validar la hipótesis de la tostada, por sugestión o el mecanismo que sea, Xuxa terminará diciendo lo que la mente quiere escuchar: profecía cumplida.

Pero más allá de las consabidas distorsiones que hace el aparato de la percepción, la interpretación y el juicio también cobran un papel importante en este juego que la mente propone.

> **EJERCICIO · Buscar un departamento para alquilar**
>
> Estás mirando un departamento que te interesaría alquilar. Mientras lo recorrés, le marcás al propietario que da al oeste y en verano debe hacer mucho calor, que es un piso bajo y el ruido debe aturdir por las mañanas… Mientras tu mente señala todos estos factores (al estilo del pesimista, aunque aquí con la intención de pelearle el precio al dueño), el propietario señala lo templado que es en invierno y que, si se llega a cortar la luz en verano y no funciona el ascensor, te queda cerca la planta baja para ir por escalera. Ninguno de los dos relatos son mentira, tampoco verdad; son simples miradas parciales que muestran lo que les conviene.
>
>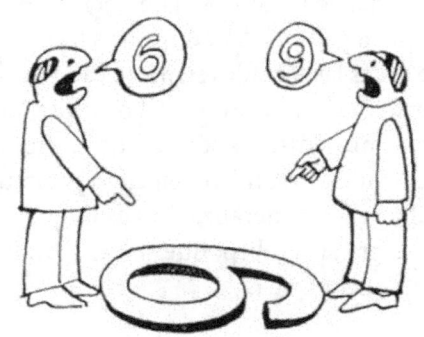

Si la mente no declara primero sus *conflictos de intereses*[5], de manera extensa y honesta, entonces no es conveniente tomar sus conclusiones por verdades.

———o———

La mente mira desde la perspectiva que le conviene, buscando el mejor perfil (como siempre lo hizo Julio Iglesias 😌), ese que le gusta, el que le queda bien. Y, aunque te cueste creerlo, muchas veces lo que va a favor de su relato va en contra nuestra. Sí, sí. Así como lo leés. Esto sucede cuando nos encierra en el cuento que ya tiene armado, cuando

---

5. Un conflicto de interés es aquella situación en la que el juicio de un individuo y la integridad de una acción se ven influidos por un interés propio. Un ejemplo de mi campo es lo que sucede cuando llegan las últimas investigaciones sobre la efectividad de un tratamiento. No es igual si la revista fue publicada por la OMS o si la entrega un laboratorio de la industria farmacéutica: los intereses de uno y otro son claramente diferentes, y, por ende, también pueden serlo los resultados que muestran. Es necesario encender esta advertencia antes de juzgar esa información como verdadera, dudosa o falsa.

nos deja encorsetados en un personaje que ya no elegimos más, privándonos de probar otros disfraces… En cualquier caso, lo que es justo es declarar primero los conflictos de intereses, a fines de que cada uno pueda luego ser crítico en su lectura y extraer sus propias conclusiones.

Una máquina de generalizar. La *generalización* es un movimiento mental que otorga significado a un conjunto de cosas a partir de una sola experiencia o de la observación de un aspecto particular de la cosa. Tiramos dos tostadas, las dos caen del lado de la manteca y… ¡listo el pollo, pelada la gallina! A pedir de las leyes de Murphy, decimos sin dudar que todas las tostadas siempre caen del lado de la manteca.

Lo repetiré tantas veces como haga falta: no hay mala intención en la mente, sus mecanismos son lo que la evolución fue considerando más conveniente, económico y efectivo para nuestra adaptación. Y este en particular, el de generalización es tan austero, ahorrándole toneladas de energía al cerebro, que se ganó un lugar de privilegio en su Ministerio de Economía.

EJERCICIO · ¿Te gustan las peras?

Te hago una pregunta sencilla y espero tu respuesta antes de continuar: ¿te gustan las peras? Antes de tu sí o no, tendría que haber nacido una justa pero carísima pregunta: ¿qué pera? Si cada pera es única… Pero esto no pasa. Es que, de ser así, no existirían los conceptos que representan las cosas, aquellos que buscan cualidades generales para armar las categorías que la mente necesita para ordenar el pensamiento. Si no lográramos meter a todas esas frutas de hombros estrechos y amplias caderas en la categoría *peras*, entonces nuestra mente tendría que ir probando una a una para recién luego decir si le gusta o no. Imposible. Cuanto mucho, si el ministro de la austeridad afloja la billetera, preguntaremos: ¿cuáles?, ¿las amarillas o las de piel colorada?

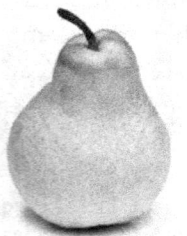

> **A partir de una situación aislada, la mente extrae conclusiones o reglas que aplica luego a otras que considera similares: generaliza. Sin discriminación.**

Así, generalizando, la mente redacta puede redactar sus conclusiones con rapidez y a bajo costo… si son ciertas o no, ese es otro tema. Todo en la misma bolsa de gatos. Como reza el viejo refrán popular (que pocas veces tenemos presente): "al final, lo barato sale caro". Muchas veces nuestro cuento entero se sostiene en verdades redactadas con el vicio de este mecanismo. Una vez no nos salió algo y listo: "no podemos hacer tal cosa"; una vez una pareja nos dejó, "al final, me voy a quedar solo"; una persona nos defraudó: "no se puede confiar en nadie, todos son iguales"… El riego que genera el mecanismo de *generalización* es muy grande: no le importa cuándo, cómo o por qué haya pasado lo que pasó; a partir de una circunstancia única extrae una conclusión general que se hace invulnerable a los cambios permanentes del contexto. Insólito.

Inferir las causas por las consecuencias. Aquello que nuestros ojos perciben es la consecuencia de causas que desconocemos, pero la mente se precipita en inferir la causa. Vamos a suponer que extendemos el experimento de la tostada a 100.000 pruebas, con un resultado de 99.998 de caídas del lado de la manteca: vale entonces que la *"European Journal of Dayly and Useless Things"* declare la conclusión "la tostada cae del lado de la manteca". Pero no dice por qué pasa lo que pasa. Si es mala suerte o las ganas del universo del complicarnos la vida, eso no lo sabemos. Pero la mente no se va a quedar con eso: alguna causa va a inferir a partir de la consecuencia.

EJERCICIO · ¡El mismo impuntual de siempre!

Quedaste con un amigo en encontrarte en un bar a las 19. Llevás ya más de quince minutos esperando y te aburriste de revisar los mensajes no leídos en tu celular. Entonces, a partir del resultado (tu amigo está llegando tarde), empezás a deducir las causas posibles: "calculó mal el tiempo", "se demoró en el trabajo"… hasta que te cerrás en esta última: "está paveando y no le importa que yo esté esperándolo"…

> A los veinte minutos de demora, te levantás y te vas, enojado porque a él no le interesó ni un poco todo lo que vos tuviste que hacer para llegar a horario, justo en un día en el que estabas tapado de tareas pendientes y con la necesidad que tenías de hablar con él de ese tema… Al rato suena tu teléfono, pero no lo querés atender por desconsiderado: "ahora, ¡que se vaya al c…!" 😤 Al rato te enterás que había pinchado un neumático mientras iba para el bar, en una zona sin señal.

A la mente le encanta inferir las causas por las consecuencias, y lo hace sin que reparemos en ello. Luego, nosotros damos por verdad esas causas que, con descaro, sola, la mente inventa.

Nos enredamos con los motivos que nuestra mente crea, confiados en la veracidad de sus argumentos. Damos por obvias cosas que no lo son en lo más mínimo… ¡Si lo que para uno resulta obvio para el otro es todo lo contrario! Aunque en muchos casos no sean más que meras suposiciones, les otorgamos la jerarquía de verdad y seguimos procesando a partir de ahí. Luego la mente avanza en su maquinación, ya sin recordar o considerar que ese dato no estaba chequeado; la "cuenta" sigue adelante con ese dato clavado en el medio que puede alterar por completo el resultado final. ¡Esto es inconcebible para una mente que dice ser científica!

Un sistema de registro poco fiable. La memoria, ese anotador del que se vale la mente para ir registrando los hechos que advierte y selecciona, ni como función ni como depósito es digna de fiar. Por un lado, guarda lo que quiere de las experiencias; sus registros no son en lo más mínimo fotocopias de lo que sucede realmente. Por el otro, cada vez que los evoca, los modifica. Si esos son los datos con los que luego realiza sus procesamientos, no están dadas las garantías necesarias como para creer ciegamente en sus resultados, ¿no te parece? Sobre este punto volveremos en profundidad en el Capítulo 6. *Desconfiar de la memoria*.

Sin rigor metodológico. Antes de arrancar la investigación, ya hay errores, porque el postulado inicial da por sentado algunos elementos que deberían haber sido sometidos a prueba: a partir de estos axiomas (enunciados que, por resultarnos evidentes, nos parece que no requieren demostración previa –precaución-), lo que sigue pierde rigor para la investigación. Y luego, durante el estudio, por pereza y por tantas otras dificultades, no considera una enorme cantidad de variables que inciden directamente en el resultado del experimento. Por todo esto, y mucho más, la mente carece de rigor metodológico a la hora de investigar. Dos tostadas caen del lado de la manteca y listo: emite una verdad, la que se ajusta mejor a su cuento, y, encima, explica con seguridad los motivos por los cuáles esto es así.

Estamos siempre tan apurados que damos por verdades simples prejuicios: la prisa va en contra del conocimiento.

El rigor del conocimiento aparece sólo si nos demoramos una eternidad frente a cada instante, atentos, para poder descubrir cada uno de sus detalles y misterios. Pero como no sabemos (o no podemos) hacerlo, entonces avanzamos sin antes detenernos. ¿Y el rigor? ¡A marzo!

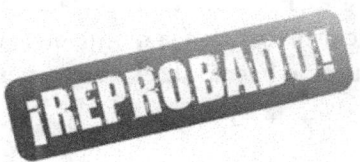

Desinteresada por la verdad. A la mente no le importa la verdad, seamos francos. ¿Para qué seguir mintiéndonos? La razón juega mucho más a favor de nuestros intereses (conscientes o no) que de la verdad; las explicaciones buscan fortalecer el cuento. Y, para colmo de males, nuestro mismo cerebro tiene intereses encontrados, por lo que nuestras verdades suelen presentarse firmes un día y débiles al siguiente. No olvides que somos tres en uno: lo que quieren el instinto y las emociones no es igual a lo que pretende la razón. Es común, por ejemplo, que nuestros deseos vayan en camino contrario a nuestros valores morales…

> **EJERCICIO · Más vueltas que una calesita**
>
> ¿Nunca te pasó de estar muy seguro de una cosa y, al rato nomás, que empieces a dudar de una manera paralizante respecto de eso mismo? Si no encontrás un recuerdo que te muestre esta característica de las certezas de tu mente, entonces la próxima vez que estés enredado en un conflicto de cierta importancia, fijate qué es lo que pasa. Le buscás la salida desde que te despertás hasta que te acostás. Por momentos creés estar a un paso de la definición, luego te sentís lejísimo. Cuando los argumentos parecen ponerse firmes y creés estar seguro, las emociones se vienen con todo y derriban la certeza. A lo largo de todo el ejercicio, la verdad va mutando, ajustándose a los intereses de turno. Observalo con atención.

Confundimos nuestra mirada con la verdad, equivocamos esa distorsión tendenciosa con la realidad. En base a nuestras propias experiencias, la mente formula hipótesis y extrae conclusiones, pero no es más que una simple mirada llena de todas las dificultades que fuimos señalando. Pero nunca lo tenemos presente, confiamos tan ciegamente en las verdades de nuestra mente que ¡hasta pretendemos convencer a los demás!

A la mente le interesa la verdad solo si esta se ajusta y responde a sus intereses; mientras no lo haga, no la asumirá como tal. Dicho de otra forma, a la mente no le importa la verdad, sino solo hacer que el cuento cierre.

Por todo esto, sus conclusiones nunca deberían ser tomadas como verdades, y punto. Si decimos que nuestra mente es científica, lo es solo al estilo "Siglo XX cambalache"… da lo mismo que sea cura, colchonero, rey de bastos, caradura o polizón. ¡Chan, chan!

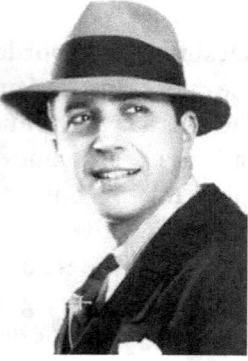

Empezar dudando

¿Por qué sugiero empezar dudando? Porque no creo en las verdades de la mente y, entonces, me rehúso a ser un simple esclavo de mi editor.

> **EJERCICIO · ¿Hacemos un resumen?**
>
> - La mente tiene un equipamiento poco sensible, por lo que no puede relevar ni medir la totalidad de las variables que intervienen en una prueba.
> - La mente tiene un sesgo notable, interfiriendo la pureza de su visión sus no siempre declarados conflictos de intereses.
> - La mente tiende a generalizar, sacando conclusiones a partir de muestras muy pequeñas.
> - La mente no registra todos los elementos que se van dando en una experiencia, sino que atiende sólo a algunos, sin advertir la totalidad de los fenómenos que suceden.
> - La mente tiende a inferir las causas a partir de las consecuencias, sin reparar en que tales conclusiones no son más que tibias suposiciones.
> - La mente no tiene un sistema de registro digno de fiar: la memoria hace agua.
> - La mente redacta sus conclusiones con lo que le sirve, sin importarle en lo más mínimo la verdad. Y si hace falta borrar o negar la verdad, entonces... *¡échale, manito!*
> - ....
>   ¿Me faltó algo en el resumen? Te dejé un punto libre por si te parece agregar algo más.

No debemos olvidar que nuestro cerebro viene programado más para creer que para dudar, para ratificar que para rectificar... por esto es tan difícil derribar una verdad de la mente. Un día decís que no te gusta el helado y después eso se transforma en una certeza irreductible, ¿te acordás? ¡Esas son las verdades de nuestra mente científica!

Es asombroso advertir cómo sostenemos, a pesar de todo, esa confianza ciega en nuestra mente *científica*, creyendo en todo lo que nos dice. Conmovedor. O tonto.

Nos quedan más cómodas las certezas que la incertidumbre, por eso buscamos el conocimiento y nos aferramos a él, porque nos da seguridad y poder. Pero no nos conviene caer en la tentación: es mejor desconfiar de la mente. Tenemos que leer nuestro relato con la curiosidad de un niño, preguntando cada cosa, mirando todo como turistas, cuestionando despreocupados y probando. Dudar es lo que detiene la precipitación de esos prejuicios que tan cómodos nos sientan, frenando para considerar y reconsiderar, para distinguir, discernir y, sólo después, elegir qué creer o, mejor, cómo seguir dudando.

EJERCICIO · ¡Fraude!

¿Estás con ganas de un último ejercicio? Quiero que tomes una de esas verdades con las que tu mente te machaca, una de esas que te la hacen pasar mal, y que la sometas a una investigación rigurosa. Observala atento a todos esos ítems que señalamos en el resumen para que veas cuántos pasos fraudulentos, o al menos dudosos, se dieron en la construcción de esa verdad.

En definitiva, como en algo hay que creer, lo mejor es empezar dudando: mirar, preguntar y probar... después creer. Y nunca poner llave, no cerrar la verdad, porque también los contextos (momentos de la vida, etapas, lugares, personas que nos rodean y mucho más) definen la veracidad de un supuesto. Y estos, inevitablemente, cambian con el tiempo...

De acuerdo a Francis Bacon, ese filósofo inglés que cambió la forma de acceder al conocimiento, cualquier hipótesis debe ser puesta a prueba con ensayos. Son solamente las evidencias experimentales las que pueden ratificar o rectificar las hipótesis, por más fuertes que estas parezcan a priori. El empirismo fue el último paso para el pensamiento científico. Entonces, después de tanta cháchara, ¿querés saber si es verdad que no te gusta el helado? ¡Probalo! ¡Una y otra vez!

SEGUIMOS SIENDO HOMBRES DE LAS CAVERNAS

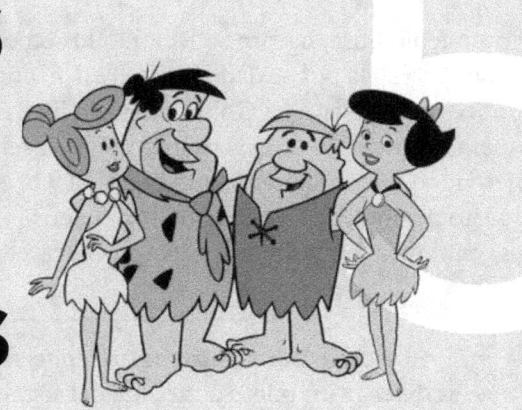

> "En algún recoveco de la ladera de una gran montaña se encuentra una caverna muy profunda, en cuyo interior, casi pegados a sus paredes más interiores, viven unos prisioneros en una situación muy particular: se hallan sentados mirando el fondo de la caverna, encadenados a las sillas. No se pueden parar ni mirar completamente para atrás ya que están encadenados de pies, manos y cuello, con lo cual su perspectiva de lo real se agota en lo que observan en las paredes interiores de la caverna y en la movilidad corporal que les permiten las cadenas"
> Darío Sztajnszrajber, *¿Para qué sirve la filosofía? (Pequeño tratado sobre la demolición)*. Planeta, Buenos Aires, 2013.

¿Escuchaste hablar de la *posverdad*?

Si la verdad es la adecuación entre una afirmación y el estado de las cosas o la conformidad entre una proposición y los hechos, la mentira es todo lo contrario (nos meteremos con esta última en el Capítulo 7. *Mentirosos por naturaleza*). Hasta acá seguro que estamos de acuerdo, pero no todo es blanco y negro, los grises existen… y a veces hasta pareciera que una cosa puede ser blanca y negra a la vez. Bah, al menos así sucede en los tiempos que corren a la hora de ver o leer una noticia. En ese espacio nebuloso que existe entre ambos polos se supo colar un nuevo concepto: la *posverdad*.

Te voy a contar de qué se trata este término que tiene anotada como fecha de nacimiento el 1992, haciendo su aparición en un artículo publicado en la revista *The Nation* que decía: "Lamento que nosotros, como pueblo libre, hayamos decidido libremente vivir en un mundo en donde reina la posverdad" (Steve Tesich, autor de la nota, se refería entonces a la guerra del Golfo Pérsico). Este neologismo describe la manera en que se modela la opinión pública, en la que la búsqueda de objetividad, la fundamentación racional y la contrastación empírica respecto de un hecho o situación son menos importantes que las simples opiniones o el sentir que estas creencias generan.

El secreto para construir una *posverdad* efectiva es diseñar un relato a medida del sistema de creencias del consumidor y cargarlo con mucha emocionalidad… los argumentos, en cambio, no son tan importantes.

La posverdad se hizo mundialmente famosa por el uso y abuso de los medios masivos de comunicación que sirven al poder político de turno (miserables unos y otros). La firmeza de las verdades que pretenden vender se consigue al poner permanentemente sobre la mesa ciertos puntos de discusión, replicando una y otra vez las respuestas e imágenes que les conviene mostrar y desoyendo y denostando cualquier otra voz que opine diferente. Da lo mismo si lo que se afirma no tiene pies ni cabeza, total, las meras opiniones, aun cuando no tienen ningún fundamento, pesan tanto como las conclusiones construidas detrás de un análisis exhaustivo. Lo más (y quizás lo único) importante es que el impacto emocional sea vigoroso y consistente con lo que trae en su mente quien lo escucha. De esta manera, lejos de generar una discrepancia o invitar a dudar, el relato se fortalece. Algo así sólo puede darse, e incluso ser funcional, si la mente marcha al estilo *siglo XX cambalache…* ¿te acordás de esta idea?

EJERCICIO · Mirar la tele

Esta vez toca un ejercicio muy sencillo, uno que quizás ya hayas practicado un millón de veces. Prendé el televisor y observá cómo te cuenta una noticia un canal y cómo lo hace otro. Mirá qué imágenes eligen una y otra señal para ilustrar lo que cuenta e identificá qué emoción procuran que sientas. ¿Podés notar que frente al mismo incidente el mensaje es completamente distinto? A tal punto es así, que el incidente mismo se muestra radicalmente opuesto. Probá con TN y C5N: mismo hecho, misma realidad, dos noticias completamente diferentes, dos verdades o... mejor dicho, dos posverdades. ¿Y la realidad?

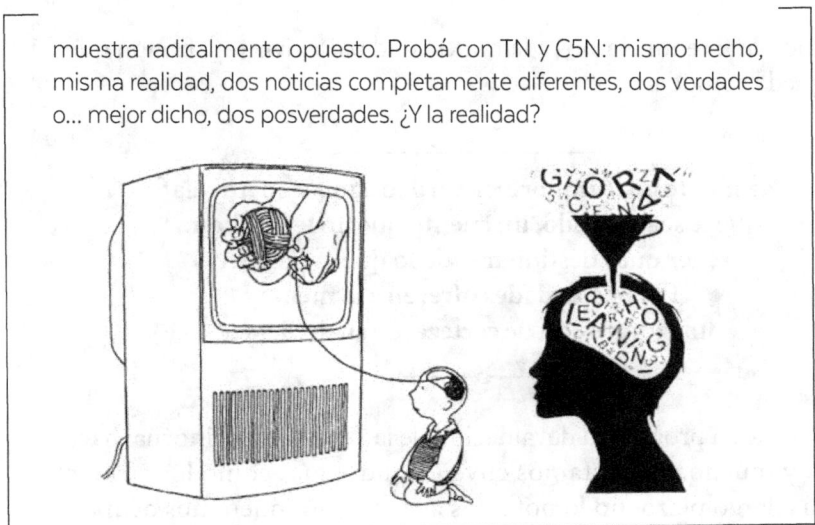

El potente aparato mediático que soporta la posverdad nos recuerda a otro término conocido por todos: propaganda. La noticia se esculpe y se propaga; los medios masivos de comunicación y redes hacen una cámara de eco en la que la nueva verdad resuena hasta quedarse grabada en la cóclea; una y mil veces se proyecta la imagen hasta que se imprime en la retina. El relato moviliza los sentimientos y se cierra en una interpretación sin fisuras: nació una (pos)verdad. Al final de cuentas, ya sin tantos rodeos, podemos dejar de hablar de comunicación estratégica para decir las cosas como son: manipulación. Y aquí lo me interesa...

Nuestra mente es vulnerable a este mecanismo; es más, nuestra mente se sirve de este mecanismo para construir sus verdades. Y a diferencia de cuando mentimos, caso en el que advertimos cuál es la verdad y, con fines estratégicos, la omitimos u ocultamos, aquí no somos conscientes de lo que pasa, porque la mente cierra el asunto a nuestras espaldas. La posverdad se compra con los ojos cerrados; el relato se modela para decir lo que a la mente (y a su cuento) le conviene decir. Luego, cada uno elige el canal (metafórica y literalmente) que cuenta las cosas de la forma que más cierra con su modo de ver el mundo, reforzándose su verdad en este círculo implícito. Pero más allá de este movimiento, la Verdad (con mayúscula) está ahí, independiente de nuestras opiniones. Y, aun cuando nadie la quiera ver, sobrevive. A la realidad no le importa si la observamos o no, o qué decimos de ella, por esto no sale en su propia y legítima defensa. A nosotros nos debería importar...

pero no pasa: renunciamos a la honestidad para vivir una ficción que nos quede cómoda.

A la mente no le importa la verdad, sino sólo un relato que le sea cómodo, un cuento que no le implique tener que cuestionar todo lo que cree saber. Las posverdades ofrecen a la mente una impresión de certeza, de suelo firme.

Pero esta progresiva devaluación de la verdad no es inocua: hace daño, y mucho. Nos estamos envenenando, mas como los efectos llegan a largo plazo, no lo notamos ahora ni nos queremos ocupar. La mente sigue su rumbo, con paso seguro y sin dudar… pero el día en que la verdad se muestre de manera franca llegará, y entonces la realidad chocará de frente contra nuestro rígido sistema de creencias. El mundo ya no podrá encajar en un sitio tan chico e inflexible: el universo no cabe en el espacio que dejan las manos que se entrelazan para asirlo. El peso es inmenso, la red no lo tolera. La consecuencia será una sola: un solo herido de muerte… ¿sabés quién? Te doy una pista: no es la realidad.

Seguimos siendo hombres de las cavernas

Creíamos que ya habíamos dejado atrás al "hombre de las cavernas", pero no. Nunca salimos de la caverna… me refiero a la de Platón, por supuesto. Seguimos encadenados en las profundidades de la gruta, sin poder salir de ahí y sin siquiera poder mirar hacia atrás para entender cuál es el origen de las sombras que miramos. Seguimos adentro, casi a oscuras, con la pared frente a los ojos, tal como lo cuenta el filósofo argentino contemporáneo Darío Z. Retomo la cita que encabeza este capítulo:

"Con el paso del tiempo, las cadenas se vuelven invisibles. Se naturalizan, se vuelven parte de los cuerpos. Se olvidan. Detrás de ellos hay un muro –que los prisioneros no pueden ver ya que el diámetro de giro de sus cabezas no les da opción–, detrás del cual hay un gran fuego siempre encendido. Entre el fuego y el muro, otros hombres pasean sobre sus cabezas objetos de diferentes formas. Estos hombres, desconocida su existencia para los prisioneros, también hablan entre ellos. El fuego proyecta su luz sobre los objetos y estos, su sombra sobre el fondo de la caverna, pero, gracias al muro, solo se observan los objetos deformados como si se movieran solos, con el aditamento de las voces que por el eco parecería que surgen de las mismas sombras. Toda esta situación nos lleva a una primera conclusión: los prisioneros creen que lo que observan en el fondo de la caverna no son sombras, sino la misma realidad. Confunden realidad y apariencia. Y más si se encuentran en esta posición desde siempre" (Sztajnszrajber, 2013).

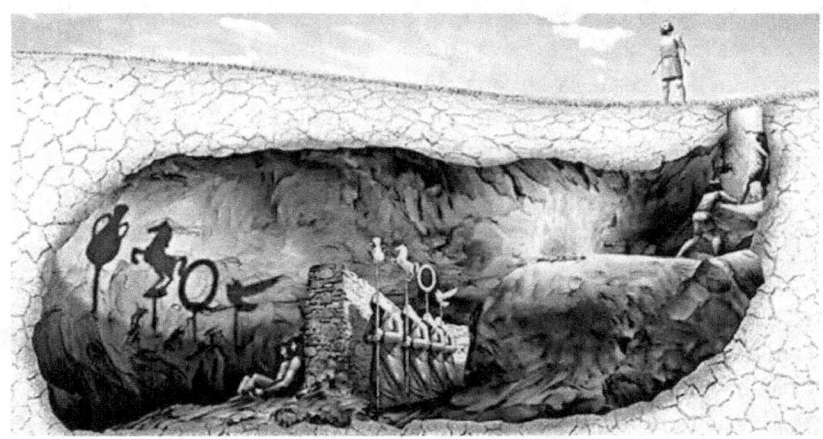

Las sombras son para nosotros la realidad; sin consciencia alguna de la falacia, las observamos y actuamos en consecuencia. Aun si algún extraño hombre pudiera girar su cabeza ciento ochenta grados por un instante, como lo hace la joven posesa en la inmortal película *El exorcista*, no creería en las figuras reales delante de la hoguera, ya que esa visión le resultaría demasiado confusa y extraña. Por esto la realidad es, para nosotros, los mortales, lo que la mente nos deja ver.

A la mente no le importa llegar a la verdad, no es su misión, no nació para esto. Solo le interesa construir una realidad que pueda habitar, una a su medida, ajustada y precisa. La realidad es el reflejo de esos objetos que, selectivamente, la mente hace desfilar: las sombras se proyectan sobre la pared de la caverna. Y punto. Mientras sea funcional al relato, prevalece el engaño. *"Trato hecho"*, decíamos de niños, mientras sacudíamos las manos consolidando el pacto… *"¿nunca deshecho, aunque esté mal hecho?"*. De ninguna manera.

> **NEUROCIENCIAS · ¡Magia!**
>
> El punto de partida en torno a esta reflexión quizás sea este: al cerebro le interesa muchísimo más sobrevivir y adaptarse que la verdad y la justicia. Casi que puedo escuchar al cerebro manifestarse: "si distorsionar la realidad es una acción conveniente para la supervivencia, entonces, ¡bienvenida la distorsión!" 😜 El cerebro es una gran computadora, seguramente ¡el procesador de datos más increíble del universo! Se nutre de los sentidos para captar información del ambiente, con su finalidad de interpretar, entender y actuar. Más allá de que la vista tenga la sensibilidad para ver qué hacen las manos del mago a poco más de un metro de distancia, el cerebro va *viendo* de acuerdo a lo que *cree* que va pasando. Y completa lo que no llega a atender o lo que no pudo captar, sin dejar espacios en blanco. ¡Magia! La carta que *vimos* que guardaba en una caja, ahora la saca de adentro de tu bolsillo. La ilusión es un fraude de nuestro propio cerebro. Y con la misma maquinaria que asistimos a un show de magia nos explicamos la realidad.

Y así, de la nada, alguien aparece para hacernos conscientes de nuestro encierro. Y cuando lo hace, no le creemos. Si es necesario, con el fin de posicionarnos más firmes sobre nuestra certeza, hasta podemos burlarlo y humillarlo con una intención ejemplificadora: que nadie vuelva a intentar cometer este "delito". Asumir la diferencia sería dudar, y eso nos devolvería a la incertidumbre existencial. La realidad arrasa: los ruidos aturden y el sol enceguece. Duele. Un solo segundo fuera de la caverna y la luz del día quemaría nuestros ojos antes del primer parpadeo. ¿Salir? No, mejor seguir encadenados, seguros.

Romper las cadenas es posible, pero la liberación de este contrato encarna una verdadera revolución. Y como tal, implica un esfuerzo inmenso, golpeando el sistema de creencias hasta hacerlo tambalear. Cuando se comprende esto, las figuras empiezan a quemarse una tras otra. Y entonces aparecen nuevas imágenes, una realidad distinta. ¿No serán nuevas sombras de una hoguera diferente, metros más allá? Y… quizás lo sean. ¿Cuánto más faltará por recorrer? No lo sé; pero creo que vale la pena arriesgar y seguir en la búsqueda.

DESCONFIAR DE LA MEMORIA

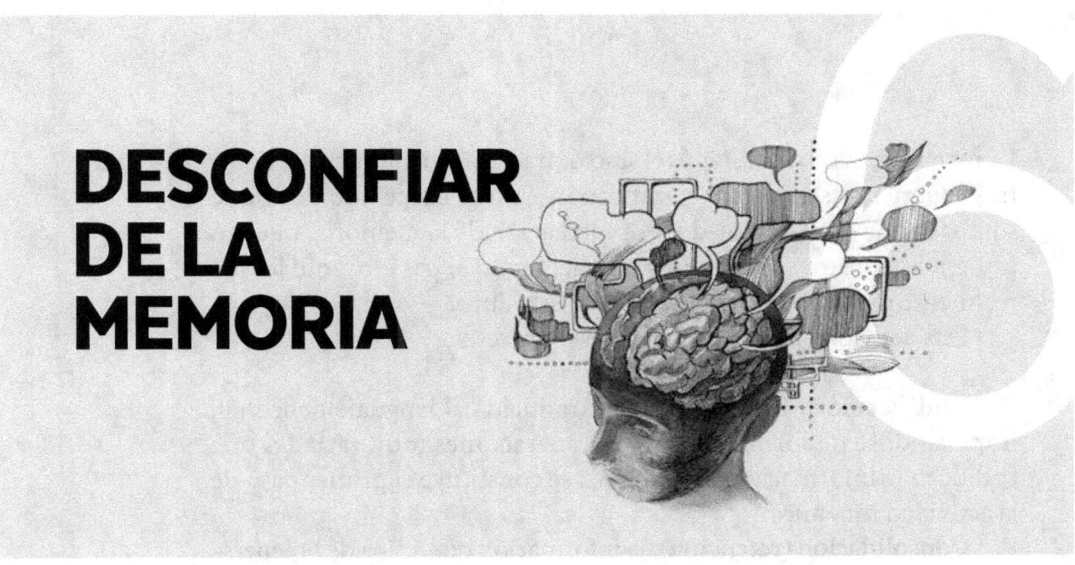

> "(...) recordar es construir estados mentales presentes a partir de los vestigios de la experiencia y el conocimiento previo. A nivel neurocognitivo, no hay gran diferencia entre recordar e imaginar."
> Agustín Ibañez y Adolfo García, *¿Qué son las neurociencias?*
> Paidós, Buenos Aires, 2015.

¿De qué se trata esta famosa función?

Venimos de *poner en su lugar* a la mente, exponiendo sus falencias, y una de las piezas clave para hacerlo fue el hecho de que la memoria, quizás el único eje sobre el que puede girar eso que llamamos identidad, no es una función del todo confiable. En estas páginas te voy a contar con mayor profundidad aquello que epidérmicamente te presentaba en el Capítulo 4. ¿Estás listo para empezar a desconfiar de tu memoria? Si no lo estás aún, mejor salteá este capítulo o, directamente, guardá el libro en la biblioteca y retomalo cuando sí lo estés. El que avisa no traiciona: estás a pocas páginas de sembrar la semilla de la desconfianza frente a esa suerte de testigo que llevás adentro.

Si bien todos sabemos de qué va este concepto, no es nada fácil definirlo. La memoria, como *función*, es el resultado o la suma de distintas facultades cognitivas, un sistema muy complejo que se vale de distintas estructuras y vías para funcionar. Esta facultad cognitiva nos permite retener o guardar y recordar o evocar experiencias, pensamientos o imágenes, por esto, es a la vez un proceso y un depósito.

La memoria, como *depósito*, es el sitio donde se encuentran todas nuestras experiencias, nuestros significados… no es exagerado decir que somos lo que está ahí alojado. Por mediación de la memoria, nuestro presente (y futuro) está atado y condicionado al pasado: aquí lo que realmente me interesa para los fines de este libro.

Esta actividad tiene distintas fases o procesos:

Codificación: la experiencia es traducida al lenguaje neuronal, implicándose de forma automática operaciones muy variadas que codifican la información recibida. Así se constituye el primer paso de la actividad mnémica.

Consolidación (retención): la información que acaba de obtenerse es modificada y estabilizada, implicando la expresión de genes y la síntesis proteica. Esto sucede sólo si se vence la inicial susceptibilidad de ruptura del registro (memoria de corto plazo aún), muy marcada al inicio. Se consolida mejor un recuerdo cuando el nivel de estrés o estimulación es óptimo, no así cuando es muy bajo o muy alto.

Almacenamiento (recuerdo): la información, ya consolidada, será almacenada. Los sitios donde se alojan los recuerdos varían y se complejizan en el tiempo, por lo que un episodio, por ejemplo, está guardado en partes en distintos sectores del cerebro. Cada sector sabe almacenar determinadas características de los recuerdos, trabajando en red a la hora de recuperarlos.

Recuperación (localización y reconocimiento): la información almacenada, puede ser restituida, sea por evocación libre o inducida. Lo que se recupera son las distintas partes de la experiencia, sintetizadas en una representación compleja que toca muchos puntos del sistema: una imagen con detalles de distintos sentidos precisa de la activación de toda una red. La recuperación de un recuerdo es un intento de replicación de aquello que se vivió, aunque nunca exacto. Dependiendo de la forma en que la memoria fue generada y guardada y del contexto en que se rememora, variará el grado de similitud con la experiencia original: en general, lo sustancial está.

Olvido: los datos almacenados pueden ser eliminados: técnicamente, en circunstancias normales, el olvido es la pérdida de una traza de memoria por el desuso. El depósito de la memoria es limitado; no podemos recordar cada detalle de todo. Primero porque no hay lugar, y segundo porque no es para nada práctico: lo que es funcional es conservar lo esencial y borrar los detalles que no hacen a la cuestión, agilizando y facilitando el funcionamiento del aparato cognitivo y liberando espacio para otras funciones. Aunque suene antipático, el refrán popular que reza "el saber no ocupa lugar", miente: sí ocupa y por eso el olvido es necesario.

Una clasificación posible

Me veo obligado a hacer una suerte de autoplagio en este apartado, un *copy-paste* de *Neurociencias para educadores*…[6] Es que no se puede saltear el repaso de algunas cuestiones técnicas si buscamos comprender cómo opera esta función. Y como creo haber sido lo suficientemente claro en aquel libro, no veo razón alguna para cambiarlo demasiado (¡espero que *yo* no me demande!) 😄

Existen distintas categorizaciones de las diferentes memorias, pero hay un consenso casi unánime en separarlas en dos grupos: de corto plazo (inmediata y reciente, o memoria de trabajo) y de largo plazo (explícita e implícita).

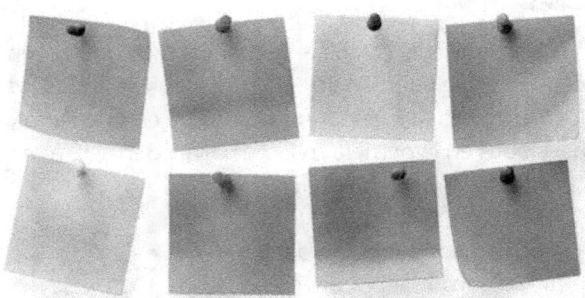

Memoria de corto plazo: es aquella en la que se almacena y retiene un número limitado de unidades de información por pocos segundos (inmediata: la memoria de trabajo) hasta horas (reciente o memoria de corto plazo propiamente dicha). En los últimos años, estos subtipos han sido devorados por el solo concepto de memoria de trabajo o memoria funcional (*working memory*): hoy es el modelo imperante de la memoria de corto plazo. Se trata de un sistema ejecutivo que permite

---

6. Lucas Raspall, *Neurociencias para educadores. Mucho más que cerebros ¡personas!* Homo Sapiens, Rosario, 2017.

mantener y manejar información de manera transitoria. Integra, a lo largo de un período de tiempo relativamente corto, la información entrante con recuerdos ya afianzados, movimiento esencial para la planificación y la ejecución de procesos complejos.

La memoria de trabajo permite manipular y almacenar temporariamente la información, llevando información al plano consciente para analizar, razonar, planificar y tomar decisiones.

La memoria de trabajo tiene una capacidad limitada: en los textos especializados se habla de que puede retener alrededor de seis unidades simultáneamente, obviamente, algunos más, otros menos. Pero una que vez que se llega al tope de esa posibilidad, no entra más. Para sumar un nuevo concepto en la memoria de trabajo, otro debe borrarse.

EJERCICIO · Jugar al *truco*

El *truco* es un juego de naipes con baraja española muy popular en Argentina, aunque es originario de Valencia. Se reparten las cartas a cada jugador y empieza la mano: Anita canta 33 en el *envido* y juega un 6 de espadas en la primera mano. Su rival, Benja, la mata con un 10 (una sota) y pone un tímido 11 en segunda. Anita la revienta con un 12 (que le calzó justo) y canta ¡*truco*! Benja, sin decir nada, da vuelta su último naipe: un 7 de oro, ¡una gran carta! Pero dice, *no quiero*: sabe que Anita tiene el 7 de espadas. Todo pasa en la memoria de trabajo. Cuando se mezclan las cartas en el mazo, esta mano debe limpiarse; no sirve de nada consolidar y almacenar estos recuerdos. ¿Quéres jugar una mano y probar la tuya?

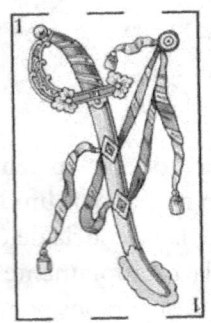

Memoria de largo plazo: es la que almacena recuerdos por días, años o incluso toda la vida. De acuerdo a cómo se guarda y recupera la información, puede subdividirse en explícita o declarativa e implícita o no declarativa.

- La *memoria declarativa o explícita*, aquella que se recupera de forma deliberada mediante el esfuerzo y la voluntad, se refiere a hechos del mundo y a hechos personales del pasado. Es muy flexible, afecta a la asociación de múltiples fragmentos y trozos de información y constituye la base del aprendizaje de experiencias. Dentro de esta categoría, se distinguen:
- La memoria episódica: codifica en el tiempo y el espacio los hechos precisos y específicos; retiene eventos. No tiene capacidad inferencial y presenta grandes interferencias y olvidos. Es utilizada para recordar, por ejemplo, experiencias personales.
- La memoria semántica: contiene el saber cultural compartido, como un banco general de conocimientos conceptuales y fácticos; retiene conocimientos. Presenta menor interferencia que la anterior y sí posee capacidad inferencial. Es la que sirve para explicar, por ejemplo, qué es la memoria semántica.
- La memoria autobiográfica: almacena los recuerdos de la propia biografía; podría tratarse de una conjunción de las otras dos. Esta es, entonces, la que guarda nuestra historia, ese cuento que escribimos desde nuestra más tierna infancia.
- La *memoria no declarativa o implícita* es aquella que fluye automáticamente al realizar tareas. Aquí el conocimiento está estrechamente conectado al estímulo, expresado en una respuesta automática que se ejecuta sin esfuerzo. Es una memoria rígida e íntimamente ligada a las condiciones de los estímulos originales bajo los cuales se produjo el aprendizaje. La memoria implícita aporta una enorme cantidad de datos que, en forma inconsciente e involuntaria (se pierden debajo de la alfombra), contribuyen a la calificación de la experiencia. En este apartado se destaca la llamada memoria de procedimientos o procedural, la encargada de aprehender destrezas, capacidades y hábitos conductuales de utilización automática e inconsciente. Gracias a esta podés atarte los cordones de los zapatos sin prestar atención, mientras hablás por teléfono.

> **La memoria de largo plazo (autobiográfica)
> liga los episodios vividos con un sentido o significado,
> dando una continuidad a lo que, de otra manera,
> no sería más que una sucesión de formas inconstantes:
> así se escribe y guarda la propia identidad.**

NEUROCIENCIAS · *Potenciación de largo plazo*

Las memorias de largo plazo son dependientes de la síntesis de proteínas, mientras que las de corto plazo no. Técnicamente, este fenómeno se denomina potenciación de largo plazo (LTP). Ahora, cuáles son las proteínas involucradas en la potenciación de largo plazo, eso todavía no se conoce bien. Cada neurona puede fabricar cientos de miles de proteínas, pero no todas tienen el mismo rol respecto del aprendizaje y la memoria. La forma de identificar las "proteínas de la memoria" es manipular los genes, dado que la síntesis de cada molécula que conforma una proteína es el resultado de la expresión de un segmento de ADN (un gen), por lo que la modificación de la expresión génica genera un cambio en la síntesis de las proteínas sinápticas locales. Esto es lo que hicieron los genetistas con la *Drosophila Melanogaster*, cuyo nombre artístico es "la mosca de la fruta" (más sencillo, ¿no?) para arrimar algunas conclusiones, y más adelante con ratones. Hasta el día de hoy, no tenemos ninguna claridad ni precisión respecto de cuáles son las proteínas implicadas en la memoria humana. Pero quedate tranquilo, tu cerebro sí sabe qué hacer para recordar.

La memoria en el cerebro I (como función)

La memoria es una función compleja que implica un conjunto de habilidades mentales que depende de múltiples sistemas funcionales y anatómicos vinculados entre sí: no está restringida a un solo sector del cerebro.

Si bien el hipocampo se ganó un lugar de privilegio en los textos de neurociencias en lo que hace a esta función, de ningún modo podemos adjudicarle a este giro con forma de caballito de mar (de ahí su nombre) toda la carga. Su rol es fundamental en lo que hace a la memoria de corto plazo y es vital para el guardado de nuevos registros: si este no funciona adecuadamente, se conservan los viejos registros pero ya no se podrán almacenar nuevos.

El hipocampo y la amígdala (estructura subcortical encargada de integrar las emociones con los patrones de respuesta asociados a estas) comparten proyecciones recíprocas que convergen desde áreas de asociación corticales uni y polimodales: la carga emocional de la imagen fortalece la fijación del recuerdo. Su efecto modulador puede explicar bien el hecho de que el ser humano recuerda mejor los eventos emocionales que los neutros.

Cuando una experiencia activa el sistema emocional el recuerdo se consolidará más firmemente y se almacenará en un "lugar de privilegio" de la memoria. Por esto, luego evocamos mejor eventos que nos hayan movilizado respecto de otros neutros.

Distintas áreas de la corteza prefrontal están también muy vinculadas al funcionamiento de memorias de corto y largo plazo. Allí se procesa una increíble cantidad de datos, cosa que explica la demora de la memoria de trabajo en llegar a una resolución (podés volver al ejemplo del juego de cartas). Y también ahí se trabaja la información que refiere a las memorias declarativas, como la autobiográfica (el cuento).

La lista de áreas y vías sigue, pero yo me detengo, porque no creo que esta parte sume demasiado. En caso de que quieras aclarar algún punto más técnico o profundizar, es conveniente que busques libros específicos de la materia.

La memoria en el cerebro II (como depósito)

Hasta aquí lo que hace a la memoria como función, pero también podemos buscar en el cerebro la memoria como depósito. ¿Dónde queda el archivo de los recuerdos? Para variar, tampoco esta respuesta es sencilla. Y como tantas veces pasa con las neurociencias, no hay una teoría única, cerrada y definida.

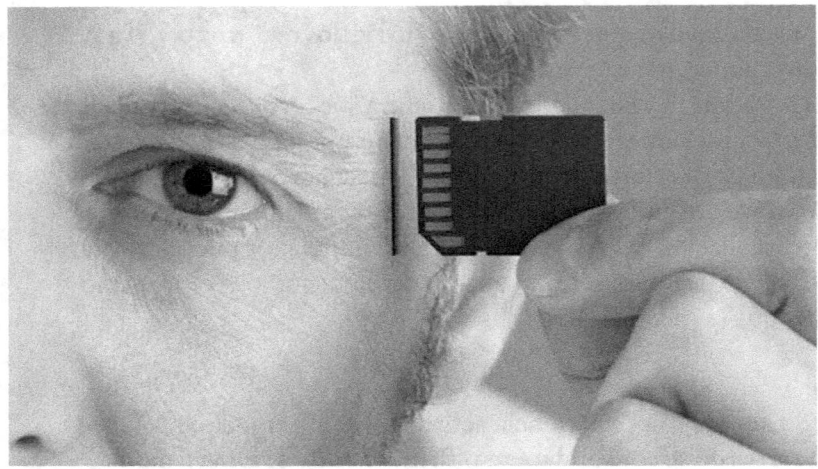

El modelo de consolidación estándar de la memoria explica que la información que llega a las cortezas sensoriales del cerebro (reciben lo percibido por los sentidos) se envía al lóbulo temporal medial para ser procesado; en este punto el hipocampo tendrá una actividad de especial importancia. Luego, a través del mecanismo de consolidación sináptica, los engramas podrían ir moviéndose a sectores diferentes distribuidos en la neocorteza. Antes de la consolidación, el hipocampo es necesario para evocar el recuerdo, luego ya no. Podemos echar al hipocampo de la casa y seguir recordando ese tramo de nuestra vida. Hipótesis alternativas a este modelo infieren que el hipocampo es siempre necesario para recordar, incluso en memorias muy remotas… así que mejor no lo echemos al caballito de mar.

En cualquier caso, un rastro de memoria o engrama se "aloja" en la activación simultánea de un grupo de neuronas: ese conjunto se interconecta para permitir la evocación del recuerdo. No hay un sector del cerebro destinado a ser el archivo, una especie de biblioteca: el depósito está desparramado por todo el cerebro. De acuerdo a este modelo, un recuerdo se levanta en red, convocando la participación de muchas neuronas; cada una de ellas albergaría un fragmento del recuerdo. Pero en torno a este tema, las neurociencias tienen muchas más preguntas que respuestas, por lo que nuevas hipótesis dieron lugar a otras investigaciones…

Estudios recientes señalan que la cosa podría ser distinta al modelo de consolidación estándar: algunos conceptos complejos, como reconocer a una persona, pueden depender de una neurona específica.

Como si una neurona tuviera guardada la imagen de mi abuela Raquel, otra la de la tía Pita y así ♡… De hecho, en la investigación llevada a cabo por científicos argentinos y norteamericanos, la neurona con la que jugaban "contenía" a la actriz Halle Berry. Cada vez que esta aparecía en una imagen, esa célula se activaba. Los científicos procuraron eliminar otras variables que podrían confundir… quizás era alguna característica particular de ella la que activaba la célula. Para esto utilizaron imágenes de lo más diversas, con distintas perspectivas, peinados, ropas… ¡pero hasta se activó cuando Halle aparecía disfrazada de Gatúbela! También frente a caricaturas de ella, ella en el medio de otras personas (como si fuera el juego *Buscando a Wally*)… Un hallazgo firme: esa neurona tenía mucho que ver con el "concepto Halle Berry".

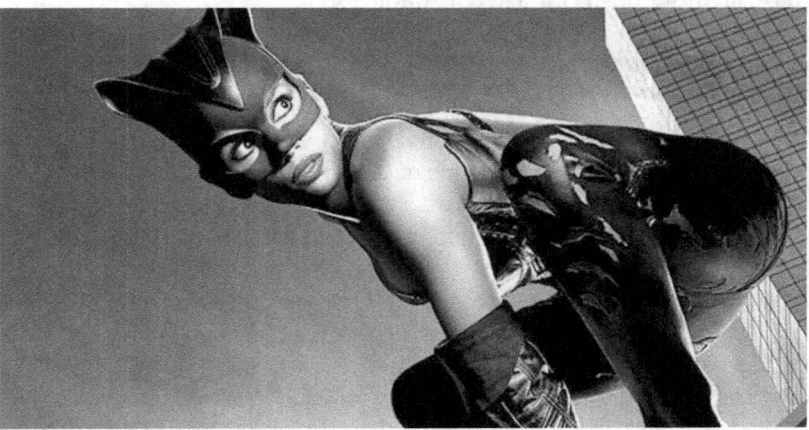

La evidencia de este modelo no implica que el anterior esté equivocado; se trata de dos mecanismos que saben convivir… al menos, no hay elementos contundentes que demuestren lo contrario. Hablando de memoria, no olvides que los mismos neurocientíficos son quienes afirman lo poco que sabemos aún sobre el cerebro y sus funciones, por eso no hace falta aferrarse a ninguna hipótesis: es mejor escuchar las voces de todos los expertos y seguir sumando.

Los recuerdos son fáciles de *hackear*

Recuerdo tan bien ese día en que el papa Juan Pablo II visitó Rosario, mi ciudad. Era su segunda visita a la Argentina, ya que había estado antes tras la finalización de la guerra por Malvinas, un capítulo muy triste de nuestra historia. Fue el 11 de abril de 1987: antes de la ceremonia paseó en su famoso papamóvil para que todos podamos verlo y saludarlo. Una cantidad de gente impresionante, más de 300 mil personas congregadas en el Monumento a la Bandera, frente al río Paraná. Yo en los hombros de mi papá y esos artefactos de cartón con espejos que permitían ver desde más arriba, una suerte de telescopio de submarino casero de escasa fidelidad. El agolpamiento de la gente, la sensación, el ruido…

Hasta acá habíamos visto como fases de la memoria a la codificación, la consolidación, el almacenamiento, la evocación y, sólo para no olvidarlo, el olvido. Pero existe un paso más que debiéramos sumar a estas fases: la **reconsolidación**. Como rápidamente lo habrás deducido, es un paso siempre posterior a la consolidación.

> **EJERCICIO · No pasa solo con los libros**
>
> Vas a la biblioteca (tu cerebro) y sacás un viejo libro (evocás un recuerdo). Te ponés a hojearlo y vas encontrando notas tuyas escritas en lápiz al costado (cada información va levantando otras redes con otros recuerdos). Esas notas suman al párrafo, son interpretaciones tuyas que añaden sentido a las líneas. Tomás un lápiz y escribís algo más, continuando aquello que escribiste vaya a saber cuándo. Cada vez que estás frente a un libro tenés la posibilidad de modificarlo: podés cerrarlo tal cual lo abriste o hacerle algún cambio y luego guardarlo de vuelta en su lugar. A primera vista, el libro es el mismo y está en el lugar de siempre en la biblioteca. Pero técnicamente no lo es, porque cada vez que lo abrís, lo cambiás. ¿Nunca te pasó leer un libro por segunda vez y que te resulte completamente distinto de la primera?

Ha sido demostrado en numerosos estudios que reactivar un recuerdo lo hace más sensible, como si se debilitara la coraza que lo protege para poder mostrarse. Y entonces, cuando se abre a nosotros, puede ser manipulado, cambiado: el recuerdo se vuelve casi tan lábil como en el mismo momento en que se formó, antes de la consolidación. En la reconsolidación se rehace el engrama de la memoria, sostenido biológicamente en una nueva síntesis proteica. Este proceso es posible gracias a la plasticidad del cerebro (neuroplasticidad). Y, cuándo no si hablamos de memoria, una de las principales estructuras implicadas en este proceso es el hipocampo.

Cada vez que un recuerdo se evoca se hace vulnerable a modificaciones, intencionales o involuntarias, conscientes o inconscientes.

Ahora quiero que pienses sobre dos cuestiones que se desprenden de este conocimiento: el primero es la posibilidad de cambio 👍, el segundo es la fiabilidad de la memoria 👎, dos caras de la misma moneda. Si al evocar antiguas situaciones se generan nuevas asociaciones, nuevas emociones y reflexiones en torno a lo vivido, se producen variaciones en el recuerdo mismo. Entonces, ¿cuán fieles a las experiencias originales son nuestros recuerdos? Este es el punto que me interesa mostrarte a los fines de este libro.

Memoria *kung-fundida*. Estas redes neuronales pueden ir desapareciendo de manera gradual, generándose un fenómeno que se conoce como *degradación sutil*: aquellos recuerdos que no se han marcado tan fuertemente y no se tienen tan presentes comienzan a disiparse. Las representaciones propias de ese engrama se mezclan o confunden con otras, y lo hacen progresivamente, por lo que ya no se tiene la sensación de seguridad propia de un recuerdo fuerte. Esto se justifica en un cambio en la intensidad de las sinapsis, una modificación admitida por la plasticidad cerebral, que bien puede llamarse *debilitamiento de largo plazo*. Este cambio no es solo funcional, sino también estructural, dado que puede observarse cómo crecen y decrecen las espinas en las dendritas de una terminal nerviosa (esto se identifica con colorantes fluorescentes en imágenes de tejido vivo con microscopios especiales).

Nunca pasa, salvo en situaciones patológicas (en las que no me meto en este texto), que un recuerdo se pierda de manera brusca (el caso de *Dory*, la simpática pececita de Disney), pero sucede que se vaya diluyendo y confundiendo en el mar de tantos otros registros.

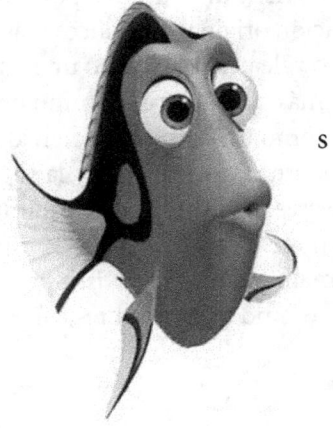 sí

Recuerdos enriquecidos. Al momento de la evocación, el recuerdo queda expuesto y puede ser modificado. La experiencia, con el paso del tiempo, queda cada vez más lejana, pero la actualizamos en nuestras rememoraciones. Cada vez que levantamos ese recuerdo le agregamos alguna cuota y le quitamos otra, le añadimos un valor emocional y le restamos otro. Como sucede con el juego del teléfono descompuesto, la escena original dista bastante de la que cuenta el último participante del juego, tanto que en ocasiones no tienen siquiera un punto en común.

Por esto vale pensar que los recuerdos son *hackeables*, se pueden modificar, variando respecto de la versión original. Y, como todo va sucediendo de manera lenta y progresiva, nosotros ni nos enteramos.

> **EJERCICIO · Las grandes proezas con amigos**
>
> En la próxima reunión con tus amigos prestá atención a cómo cuentan sus viejas historias compartidas. Juntada tras juntada, lo que originalmente había sido una pequeña historia, hoy se cuenta como una gran proeza. Vez tras vez se fueron agregando elementos y detalles a la situación, engordándola. Todos disfrutan del banquete y se divierten. Luego, lo reproducido se guarda (tomándose como cierto); la próxima vez que se evoque el recuerdo (reconsolidado) se hará a partir de ahí.

Al final de cuentas, un recuerdo enriquecido no es fiel a la verdad de la experiencia, pero la adulteración de la memoria puede ser aún mayor.

Falsa memoria. Si al momento de evocar un recuerdo aquello que se cuenta tiene un sentido o peso cambiado por completo (respecto de la situación original), entonces más que considerarlo un recuerdo enriquecido vale pensarlo como un recuerdo falso. En otros casos, técnicamente más ajustados al término de falsa memoria, lo que la memoria señala como una experiencia vivida directamente nunca sucedió.

Las situaciones de estrés, la sugestionabilidad y las ganas o necesidad de creer son tres factores que aumentan la posibilidad de sembrar un falso recuerdo. Por fuera de esto, situaciones que caben dentro de la normalidad, pueden existir además fenómenos francamente patológicos (como te conté antes, en este terreno no entraré).

> **EJERCICIO · *Photoshopear* una foto y salir a jugar**
>
> Se han hecho investigaciones en las que se mostraba una serie de fotos que retrataban situaciones particulares de las que participaba la persona en cuestión. Una tras otra se le pedía que cuente lo que recordaba de ese momento. En algún momento del experimento, la imagen que se mostraba era ficticia (estaba trucada), y entonces tenía lugar el falso recuerdo: la persona arrancaba a contar qué pasó ese día. Como si yo te mostrara una foto (trucada, sin que vos lo sepas, obviamente) en la que estás pescando con tu papá en algún lugar de Corrientes y vos comenzaras a contarme alguna historia o anécdota sobre aquel viaje... ¡que nunca sucedió! ¿Te animás a hacer tu propia investigación con algún familiar o amigo?

Imaginemos, por ejemplo, la importancia que esto puede tener en un sistema judicial que asume los testimonios como pruebas para condenar o absolver a un sospechoso. En torno a este tema, la psicóloga estadounidense Elizabeth Loftus y su equipo, quienes investigan el denominado "síndrome del falso recuerdo", señalan que el 75% de los imputados de delitos son condenados en base a declaraciones que incurren en falsos recuerdos. ¡Notable! Pero no nos quedemos con que esto vale tenerlo presente sólo si nos toca caminar los pasillos de los tribunales o pararnos frente a un juez... lo más importante es entender que los juicios de nuestra propia vida pudieron, pueden y podrán ser resueltos en base a falsos recuerdos.

"Recuerdo tan bien ese día en que el papa Juan Pablo II visitó mi ciudad...", pero esa experiencia nunca sucedió. Quedé sorprendido cuando mi mamá me dijo que nunca estuvimos nosotros ahí (los mellis, los hijos más chicos), sí ellos. Nosotros nos quedamos en casa y el recuerdo que guardé estaba compuesto por imágenes de televisión, el telescopio de cartón y espejos que mis viejos trajeron a casa después de haber estado ahí en la calle y vaya a saber qué otra información. Ahora sólo recuerdo qué bien recordaba ese recuerdo que era falso (Rayuela: Capítulo 10: "El mundo es lo que veo y toco... ¡qué inocencia!": 170-173).

Guardado pero no disponible. En este recuento de artilugios que el cerebro tiene para confundirnos no podemos dejar de lado ese que permite a los guionistas de los culebrones ganar algunos capítulos para extender el libreto: me refiero a la amnesia. Por fuera de los traumatismos o patologías que pudieran justificarla, existen causas funcionales. Y sí que puede suceder, no se trata de un invento de las novelas venezolanas. De hecho, tanto las amnesias orgánicas como las psicógenas podrían derivar de un mecanismo similar que condiciona el bloqueo, la disrupción o la desconexión de las redes involucradas en alguna fase de la memoria.

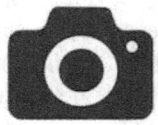

Lo sentimos.
Esta imagen no se encuentra
disponible.

En algunos casos, podría ser que ni siquiera se guarde la experiencia, como si algo le impidiera al cerebro apretar el botón de *REC*. En tal ocasión, como podría suceder en una situación traumática, la notable desregulación emocional incidiría sobre distintas áreas del cerebro impidiendo el aprendizaje del material nuevo, inhibiendo la consolidación y el almacenamiento del recuerdo. Así, directamente, no hay registro… cuanto mucho alguna imagen confusa que se muestra sumamente reticente a ser levantada. Lo mismo que sucede, por ejemplo, tras un traumatismo cráneo encefálico.

En otros casos sí hay registro pero, la amígdala, encargada de la modulación de la dotación emocional del recuerdo, podría sugerirle al organismo no traer a la memoria las escenas que guarda por considerarlas peligrosas o dañinas, controlando así el ingreso de material no deseado. Sin saberlo, es decir, de manera inconsciente, el cerebro evita ese recuerdo. Se cree que estas formas de "olvido activo" se producirían por un incremento de la acción de la corteza prefrontal dorsolateral y una merma en la activación del hipocampo, o, en criollo, la aduana (una agencia de control) frenando al principal encargado de la evocación de recuerdos para evitar el ingreso de aquello que no se quiere. Como lo sugerí tantas veces, no hay maldad en el cerebro sino todo lo contrario: por alguna razón el cerebro entiende que ese recuerdo es potencialmente dañino para el organismo que lo aloja. Como no puede integrar esa escena al resto del cuento sin que se rompa algo (o todo), lo mete debajo de la alfombra.

> **EJERCICIO · ¿No se puede borrar?**
>
> ¿Te gustaría borrar algún recuerdo? Como si pudieras apretar en tu computadora el botón de *suprimir* o *delete*. Imagino que sí... pero lo cierto es que no se puede. ¿Y pedirle a tu mente que lo meta debajo de la alfombra? Tampoco. Es que no funciona así; la escoba no barre ni deja de hacerlo de acuerdo a nuestra voluntad y esfuerzo. Se trata de un mecanismo que no podemos manejar. Entonces, ¿qué podés hacer con ese recuerdo que tanto daño te hace y que, al evocar algo que ya pasó, evidentemente no podés cambiar? Reflexioná sobre esto... ya te daré mi humilde opinión.

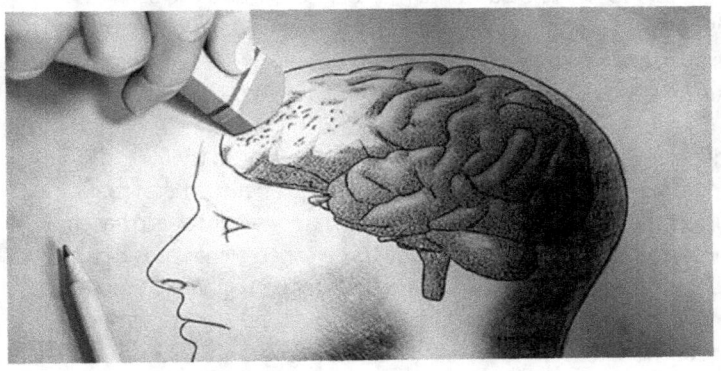

No confíes tanto en tu memoria

Te lo anticipaba al principio del capítulo y aquí estamos: ya sembramos la semilla de la desconfianza. ¿Son fieles tus recuerdos? No tanto... Pero, ¿cuál es el objetivo de esta denuncia? ¿Para qué todo este recorrido? Para entender cómo fue configurada tu identidad, para conocer los mecanismos con los que construiste ese *yo* al que tanto te aferrás. Porque tu historia, al igual que la mía, no es más que la sumatoria de un montón de recuerdos. Y tu destino está increíblemente condicionado por eso que cuenta tu memoria.

Una vez más, mi misión es entender los mecanismos y limitaciones de nuestra mente, porque nuestra vida depende enteramente de su particular manera de trabajar. Sin memoria no seríamos nadie, pero no por esto debemos inclinarnos hacia ella y confiar ciegamente en lo que nos dice. No al menos en las cosas que son importantes. Siempre es mejor revisar, empezar dudando… ¿te acordás?

Muchos de nuestros recuerdos están tan teñidos por matices emocionales que terminan contando las antípodas de la realidad: de esto se tratan las memorias enriquecidas y las falsas memorias. Aquí residen todas esas adulteraciones que van teniendo lugar en cada evocación y reconsolidación del registro.

> **EJERCICIO · Chequear y re-chequear**
>
> Cuando tenés que hacer una cuenta importante, ¿no hacés el cálculo varias veces? ¿Por qué no revisar entonces algunas de esas cosas que afirmás sobre vos mismo que tanto mal te hacen? Quizás no sean ciertas, o sí, pero en ese caso en la revisión podrías visualizar mejor los contextos… y eso también lo cambia todo. Porque así podrías comprender por qué hiciste lo que hiciste. ¿Te animás a mirar más de cerca alguna de esas afirmaciones en las que se sostiene tu identidad? Una de esas del tipo de "siempre termino haciendo un papelón (soy un tonto)", "hago todo mal (soy un inútil)", "cada vez que tengo que definir, me acobardo (soy un cagón)"… Si esos registros te condicionan, y seguro que lo hacen, entonces revisalos y contrastalos con otras personas, ajenas a las distorsiones que hace tu cerebro. Quizás te encuentres con algunas sorpresas. Y de no encontrarlas, repará en el contexto, buscando los motivos por los que terminaste tomando tales decisiones.

No conviene dar por cierto ningún recuerdo sin antes cuestionarlo. Y no una vez, sino todas las que sea necesario. Porque esos son los pilares de nuestro cuento. Nuestra vida depende de esto… ¿cómo no hacerlo?

También detectamos páginas atrás que tenemos unos cuantos recuerdos que preferiríamos eliminar. Pero los recuerdos no se pueden borrar. Y además, me animo a decir que nunca podría ser una buena estrategia: no recetaría la píldora que en algún momento pueda hacerlo. Tampoco esconderlos es una buena opción: desde la sombra su capacidad para interferir y condicionar nuestra vida es mucho mayor, por eso siempre es conveniente sacar a la luz todo lo que tenemos adentro. Es la única forma de dar batalla: comprender, aceptar e integrar. No más, no menos.

EJERCICIO · Punto y aparte

Volvamos al recuerdo que habías identificado antes para apretar el botón de *Supr* o *Del*. El pedido de borrado no prosperó; el sistema no lo permite. Va a ser mejor entonces aprovechar que evocaste ese registro para cambiar la repercusión que tiene sobre vos. Sé más compasivo con vos mismo y comprendé que las cosas no siempre son ni salen como queremos. Salvo que seas una especie de Semi-Dios, te podés haber equivocado y lo volverás a hacer miles de veces. Sólo tenés que entender lo que sucedió sin juzgarte ni condenarte, aceptarlo e integrarlo al cuento. Incluso cuando no lo puedas entender del todo, es necesario que lo cierres para poder seguir adelante. No sos malo por eso; no sos tonto por eso. Si ese registro te condiciona, y seguro que lo hace, entonces revisalo. Esta vez, compasivamente.

Un buen uso de la memoria debe promover la comprensión, aceptación e integración de las cosas como son, sin distorsionar ni adulterar, sin eliminar recuerdos ni barrerlos debajo de la alfombra.

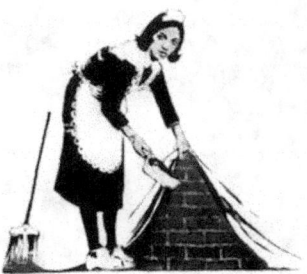

La memoria autobiográfica se nutre de la memoria episódica para armar el cuento. Pero no todos los episodios asisten a la memoria autobiográfica de igual manera; existe una tendencia a sobrevalorar ciertos recuerdos y a minimizar otros. Algunos se nos vienen a cada rato y otros no salen del sótano, haciéndose invisibles. Los vencedores son siempre aquellos que refuerzan el sentido del cuento, los que fortalecen las cualidades que más se destacan en la identidad. Y como la identidad no es más que un cuento, bien vale pensar que la memoria narrativa se impone sobre la memoria fáctica, es decir que nuestros recuerdos se ajustan más a las explicaciones que a las experiencias, se interesan más por el relato que por la realidad. En el Capítulo 8. *En busca de coherencia* procuraré ir a fondo con este nudo, de otro modo, la madeja seguirá enmarañada.

Te lo pregunto por última vez: ¿sabés cuán condicionado estás por eso que decís recordar? Y peor, ¿sabés cuánto te limitan esos registros que no tenés presentes de manera consciente? Nos vamos acercando al tiempo de la revolución interna, de desafiar eso que decís que sos… ¿estás seguro de que no te gusta el helado?

MENTIROSOS POR NATURALEZA

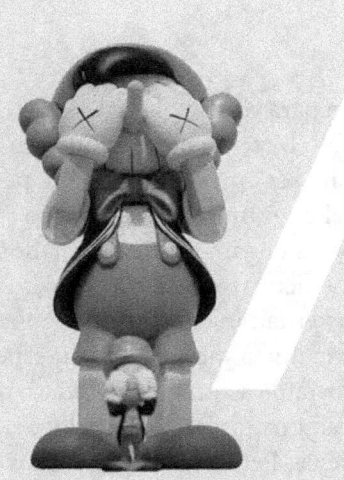

"No había entendido por qué siendo el engaño lo más natural del mundo nos sorprende y enoja. El engaño no lo inventamos los seres humanos; está en la naturaleza desde antes de nosotros y, seguramente, nos sobrevivirá. Hay engaño en el gato que se esponja para aparentar un mayor tamaño ante su adversario, y está también en la mariposa que duerme tranquila con unos ojos de búho dibujados en las alas."
Óscar de la Borbolla, *El arte de dudar*
Penguin Random House, México, 2017.

¿Para qué mentimos?

Mentira

De *mentir*.
1. f. Expresión o manifestación contraria a lo que se sabe, se piensa o se siente.
2. f. Cosa que no es verdad. Se leen muchas mentiras en esta novela.
3. f. Acción de mentir. Te ha pillado en una mentira.
4. f. coloq. Mancha pequeña de color blanco que suele aparecer en las uñas.
5. f. desus. Errata o equivocación material en un texto manuscrito o impreso.
6. interj. U. para negar con vehemencia lo dicho por otro.

Fuente: Diccionario de la Real Academia Española

La mentira es para los seres vivos, sencillamente, un factor decisivo para la adaptación y la supervivencia. Así se lo puede entender cuando observamos la impostura del gato que arquea su lomo e infla la cola para verse más grande, o cuando el astuto zorro se hace el muertito. No hay mucha desemejanza con el estafador que engaña al juez para no ser apresado o con esa persona que busca tapar las grietas de la piel con un polvo cosmético para aparentar juventud y frescura. Vivimos engañando y engañados. Como decía el mítico *Dr. House*, ese médico arrogante e irónico que nos deleitó en la serie de televisión: "una verdad inapelable de la condición humana es que todos mentimos; la única variable es con respecto a qué". Ciertamente no es muy confortable asumir esta verdad, por lo que es esperable que busquemos alguna forma de negarlo, de escaparnos o de buscar excepciones a la regla. Pero no las hay. Somos mentirosos por naturaleza; nadie le puede esquivar a esta condición.

Y si bien existe una diferencia crucial entre nosotros y el resto de los animales, nosotros somos conscientes de que mentimos y ellos no, por momentos nosotros mismos caemos en la trampa y terminamos creyéndonos la mentira. Me explico: en la gran mayoría de los casos somos conscientes del acto en el que engañamos o fingimos, se trata de una elección: sabemos que lo hacemos y para qué. Pero existe un puñado de mentiras que escapan a esta regla; con estas me quiero meter, estas quiero develar.

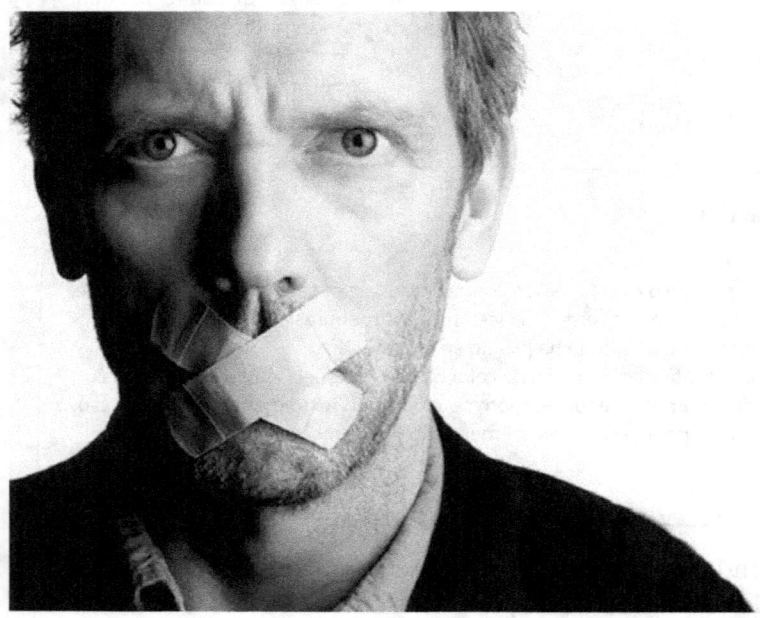

> **EJERCICIO · Me quiere, no me quiere**
>
> Vamos a empezar con un ejercicio muy sencillo: solo necesito que busques escenas concretas de tu vida que te asistan para responder las siguientes preguntas. Y por favor, sé sincero, total, estamos vos y yo, nadie más. La mejor manera de hacerlo es mirándote en acción, ya sea en recuerdos de propias experiencias o en situaciones que estés viviendo actualmente. Ahí vamos: ¿cómo te sentís cuando te valoran? Luego, ¿cómo te sentís cuando te desaprueban? Y en este último caso… ¿qué cosas tendés a hacer para cambiar esa molesta sensación?

La vivencia de ser aprobado es gratificante, placentera, como lo ilustra la sonrisa del niño cuando el padre le muestra que le gusta lo que está haciendo. En cambio, la experiencia de ser desaprobado es molesta, encendiéndose aquí emociones que alertan sobre algo malo que está sucediendo. La sola presencia de esa fea sensación es la patente de que algo está mal y que debe ser resuelto: el niño dejará de hacer lo que estaba haciendo para encontrar, otra vez, el confort de la mirada que sí aprueba. Esta ilustración se puede extrapolar desde la infancia hasta la adolescencia y la adultez sin ninguna dificultad y sin muchas modificaciones… Solo cambian los actores y el escenario.

La mentira es una actuación estratégica con un fin muy claro: mantener una imagen personal aceptable para nosotros mismos y para los demás.

Ahora, ¿por qué es tan importante gustar a los demás? ¿Por qué nos interesa (y hasta nos desvela) que los demás tengan una imagen aceptable de nosotros mismos? Intentaré ser breve en la explicación, apelando a cuestiones adaptativas emergentes en tiempos remotos de nuestra evolución y sostenidas hasta nuestros días. Desde hace cientos de miles de años que nuestros antepasados descubrieron los beneficios de estar en grupo. Y la ganancia no era justamente poder jugar una mano de truco en los ratos libres sino sobrevivir, ni más ni menos. Quedarse solo implicaba un riesgo muy grande para cualquiera frente a la aparición de uno o varios depredadores. Indefenso o sin las armas suficientes sería pronto el almuerzo de su rival. Fue por este noble motivo que la gran mayoría de las especies buscó armarse en grupos, sencillamente para mejorar sus chances de supervivencia. Luego se fueron sumando otros motivos, aunque siempre girando en torno a incrementar los recursos para adaptarse al entorno. Hasta aquí, no creo que haya dificultad alguna para comprender el planteo. Pero la cosa es siempre un poco más compleja para el ser humano y, particularmente, en los tiempos que corren.

El riesgo hoy no es ser devorado, no en un sentido literal, al menos, pero sí metafóricamente. La necesidad del otro, de su aprobación, de su asistencia y apoyo, sigue siendo absolutamente indispensable. Es vital en la más tierna infancia y es más que conveniente en nuestra vida adulta. En la interacción social podemos obtener hoy los mayores beneficios... pero también los más serios perjuicios. Depredadores fuera del mapa, la amenaza más grande está entre nosotros... ¡somos nosotros mismos!

Pertenecer, tiene sus privilegios

Para ser parte del grupo es indispensable compartir algunas características, de otra manera, afuera. Sin rayas no se puede estar entre las cebras. Sin manchas los leopardos no te aceptan en su manada. Sin saco y corbata no se puede entrar a la fiesta. Sin conocer el idioma es muy difícil comunicarse y formar parte del conjunto. Cada grupo fija sus propias condiciones, reservándose el derecho de admisión. Y como pertenecer tiene sus privilegios (como reza el slogan de una importante marca de tarjetas de crédito), se hará lo posible para estar dentro.

> **NEUROCIENCIAS · La *teoría de la mente***
>
> La *teoría de la mente* explica la capacidad de las personas para atribuir estados mentales a otros individuos, sean pensamientos, emociones o percepciones, distintos de los propios. Si bien hacia el primer año de edad esta habilidad que permite inferir lo que pasa en la mente del otro ya existe, se hace mucho más rica y completa a partir de los 3 años. Esta facultad es la herramienta más importante para vincularnos de manera efectiva con nuestros cuidadores y, por supuesto, también con otras personas. A medida que vamos

> creciendo, vamos así ensayando modos de comprensión de lo que sucede en la cabeza del otro y actuando en consecuencia. Esta capacidad *mentalista* se sostiene, al menos en parte, en un sistema neural complejo en el cual las hoy famosas *neuronas espejo* juegan un papel protagónico.

El amor incondicional es solo cosa de los padres hacia sus hijos (al menos lo es en la gran mayoría de los casos)… para lo demás, existen condiciones. Los diez mandamientos enseñan que debes amar a Dios sobre todas las cosas y al prójimo como a ti mismo, que no debes matar… son reglas para formar parte de una comunidad religiosa. Las leyes modernas indican que producir y vender drogas está prohibido, por lo que aquel que no las cumpla irá a prisión, quedando fuera del grupo. La banda de amigos dice que lo que va es el reggaetón 🎤; nada de rock por estos lados 🤘 y 😊. Ser honesto y trabajador puede estar entre los valores de una familia… Explícitas o implícitas, las reglas están siempre presentes. Desde niños buscamos pertenecer al grupo, ajustándonos como podamos para caber y no quedar afuera.

EJERCICIO · ¿Lo digo o no lo digo?

¿Te pasó alguna vez de escuchar a alguien opinar una cosa en un grupo y luego una distinta en otro? ¿Por qué, en ocasiones, vos mismo reservaste tu opinión cuando la podrías haber dado? A partir de ahora, observá cuando esto suceda e intentá descifrar por qué lo estás haciendo. 🤫

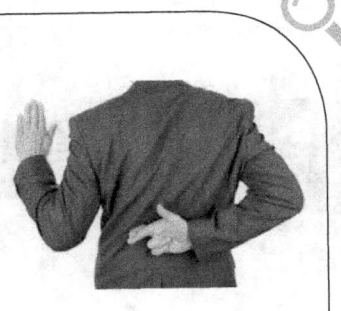

Omitir, exagerar, moderar, fingir, mentir… son variantes de una misma intención: mantener una imagen determinada de uno mismo, una identidad que es bien apreciada por quien nos interese que lo haga. No se trata de gustar a cualquiera, sino particularmente a algunas personas que nos son de referencia: a esas buscaremos agradar de la manera en que entendamos que esto suceda. Mostrar algo que no encuadre en una persona que no nos interesa no es un gran desafío, incluso puede ser beneficioso si lo que se pretende es mostrar qué bandera lleva uno. Pero sí es delicado ser sincero con lo que pensamos y sentimos, y poder expresarlo, frente a personas que nos son relevantes.

Que los demás sostengan un juicio positivo respecto de nosotros es la clave para renovar el carnet que nos permite formar parte de ese grupo que tanto necesitamos: este es el punto. Por y para esto, muchas veces, mentimos. A veces de manera consciente y otras, no.

Las mentiras del editor

Al fin llegamos a las mentiras que me interesa descubrir, esas de las que no somos conscientes. En realidad, para ser más justos, el fenómeno que sigue no nos encuentra como mentirosos, sino como víctimas de una mentira.

La mente se la pasa armando y desarmando para que nuestra imagen sea aceptable, y lo hace a nuestras espaldas, sin que nos demos cuenta. La mente, entonces, nos miente.

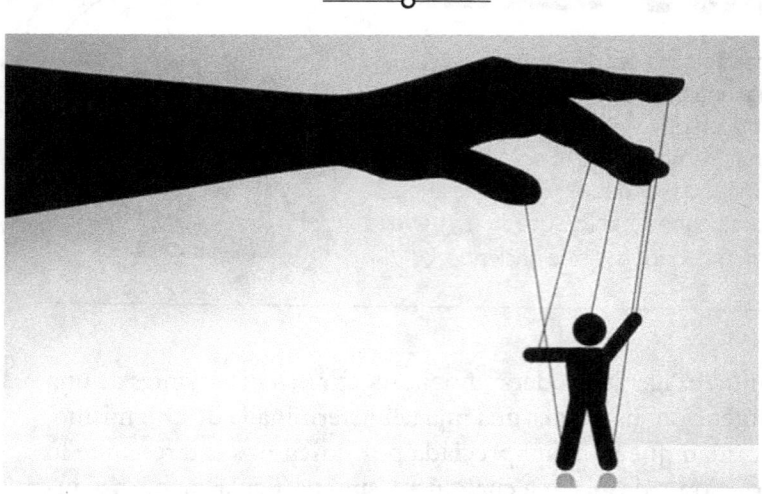

La mente no nos quiere perjudicar ni es malintencionada, por el contrario, nos engaña porque es más cómodo y barato para el sistema comprar una mentira que hacerse cargo de lo que no queremos (o no podemos) ver. Quizás sea porque todavía no tenemos los recursos para enfrentar aquello que no nos gusta de nosotros mismos y quisiéramos cambiar, entonces el editor le da algunas vueltas literarias al asunto y la cuenta cierra. O quizás sea porque no queremos asumir el riesgo que significa ser auténtico, poniendo en peligro el carnet de pertenencia. O quizás sea, simplemente, por la pereza que tiene el cerebro, por el gran esfuerzo que nos demandaría asumir la verdad y ocuparnos, incluso teniendo las herramientas para hacerlo y la fortaleza interna para desafiar la imagen que los demás tienen de nosotros mismos. De todas formas, en uno y otro caso, no somos conscientes de lo que pasa: este es el punto.

La mente es una gran experta en barrer el polvo debajo de la alfombra y, nosotros, sus cómplices. Ya vimos juntos cómo sabe manipular el aparato de la percepción para distorsionar lo que observa, cómo interpreta a su antojo, nublándonos con posverdades cargadas de emocionalidad y vacías de argumento, cómo adultera los registros de la memoria… ¡una verdadera maestra en el arte de mentir!

Y si bien todos sabemos que la mentira tiene patas cortas, y que en algún momento la verdad termina saliendo a la luz, defender la imagen que pretendemos de nosotros mismos es para el sistema una prioridad. Y en este giro no hay que equivocarse: el tema no es verse lindo, inteligente y bueno, sino apreciarse de la manera en que nos describimos en nuestro cuento. Esa imagen es la que defiende el editor, y, de no mediar una intención de cambio, esas cualidades son las que buscará seguir mostrando, incluso cuando sean mentiras. Se trata de engaños funcionales a la historia, elementos de ficción que consolidan la trama y permiten que el organismo siga caminando en un terreno que le es conocido. En este punto se cancela esa pregunta que naturalmente sabe surgir en este planteo: ¿nuestro editor puede distorsionar las cosas para que nos veamos malos, feos o tontos? ¿Puede que sus mentiras alimenten una imagen negativa (de acuerdo a los parámetros con que cada uno califique) de nosotros mismos? ¡Claro! Pero entonces, parecería que juega en contra nuestro… ¡Sí! ¡Muchísimas veces! ¡Es esto lo que te quiero contar!

> **EJERCICIO · Esta vez, bajá la guardia y escuchá**
>
> La próxima vez que alguien te diga algo de vos que no te guste, quiero que lo escuches. Seguro te pondrás a la defensiva, una de las reacciones naturales del editor cuando alguien pretende mostrarle un atributo que altera las cualidades del personaje que quiere mostrar. Por esto es necesario que estés atento. Revisá lo que te dijeron, con honestidad, para ver cuánto de cierto hay en lo que te dijeron... y cuánto de mentira en lo que escribe el editor. Porque de querer cambiarlo, este es siempre el primer paso: verlo y hacerlo consciente.

Al fin de cuentas, no nos podemos enojar con el editor… Su intención es ahorrarnos trabajo, reducir los esfuerzos del sistema, evitar exponernos a riesgos y limar las contradicciones del relato, buscando siempre que el cuento siempre cierre, con coherencia. Pero siempre podemos agarrar el manuscrito y revisarlo… todos sabemos que la mentira tiene patas cortas.

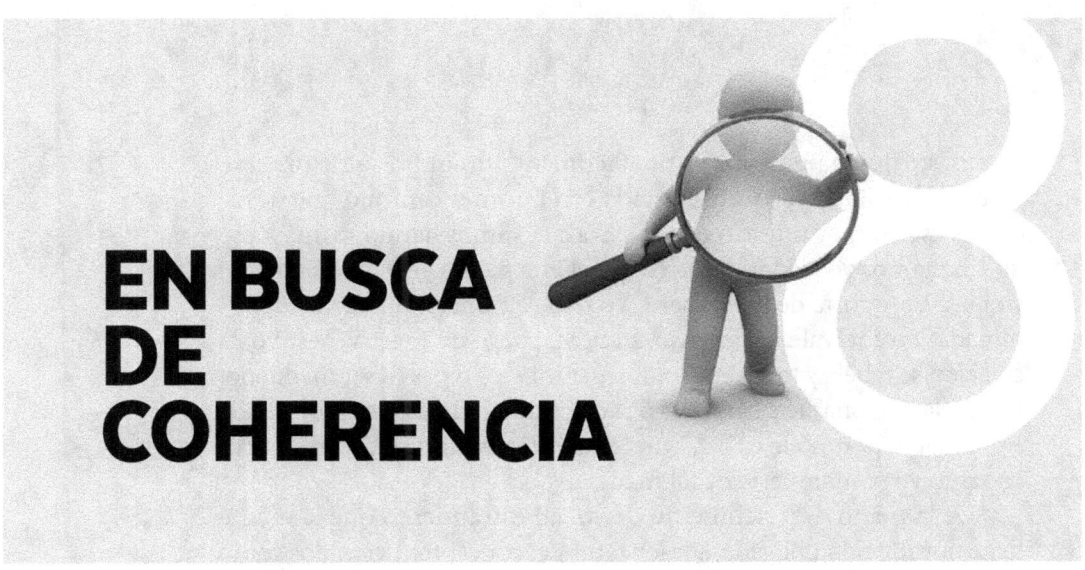

EN BUSCA DE COHERENCIA

> "El primer obstáculo natural del cambio es que si bien éste es parte vital de nuestra vida, las personas también ansiamos un sentido de consistencia y continuidad. Así es. Todos tenemos un sentido de quiénes somos como individuos. Nos gusta pensar que nuestras identidades permanecen estables en el tiempo. Llamemos a esto nuestra concepción de 'éste soy yo'."
> ESTANISLAO BACHRACH, *En Cambio*
> Editorial Sudamericana, Buenos Aires, 2016.

Ese bendito *yo*

Yo. Solo dos letras, pero… ¡qué palabra inmensa! Quizás, una de las más usadas en nuestro vocabulario cotidiano, aunque marchando casi siempre inadvertida. Cuando hablamos, lo hacemos inevitablemente desde nuestro lugar, por lo que la referencia a yo está implícita. Pero… ¿quién es yo?

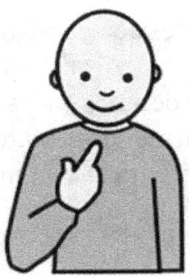

Existe desde nuestro mismo nacimiento un importante proceso de instalación del yo. Ya te contaba en el primer capítulo que desde chicos escribimos nuestro cuento. Y así le vamos dando forma a eso que llamamos yo (identidad). Yo soy el que piensa esto, que siente así y que se comporta de tal manera. Yo tiene entonces una forma determinada. Yo equivale, en mi caso, a Lucas. Luego de construir ese yo, la creación se rebela y toma el mando… entonces yo pasa a ser mi dueño: Lucas (la persona) le cumple a yo (la identidad), Lucas se reconoce en esa imagen, por eso le es fiel. Y los demás también reconocen a Lucas en tanto yo se manifieste de tal manera.

De la mano del nacimiento de yo, adiestramiento que la mente tiene por función obligada, surgen también conceptos derivados como mi o mío, marcadores de posesiones, tangibles o no, a los que nos vamos aferrando cada vez más. Las formas de sentir, pensar y actuar son también adquisiciones que nos van a condicionar, patrones mentales que, por supuesto, van a escribirse en el cerebro. Yo pienso así, éstos son mis valores, ésta es mi forma de sentir… Así, con el paso de los años, Lucas termina siendo esas formas, absolutamente identificado con esa construcción y casi sin alternativas. Del mismo modo que si no tiene cuatro patas, no tiene buen olfato y no es leal, entonces no es un perro; yo no sería yo si no respondiera a lo que mi cuento define sobre quién es Lucas. Tan aferrados estamos a esta imagen, tan fuerte ha sido el programa de entrenamiento mental, que soltarse impresiona una misión imposible.

Llamar *yo* a esa persona que cambia permanentemente no es más que una costumbre… y no hay nada de malo en esto. Pero aferrarse a ese *yo*, sí puede traer mucho malestar.

Ahora, ¿te das cuenta que yo es una construcción intangible a la que nos aferramos como garrapatas? ¿Y que, así, quedamos atados a esas formas que describen a quien decimos que es yo? Es más, tan pegados estamos a esa imagen que tenemos de nosotros mismos, que, simplemente, decimos *ser* así. Como si fuera algo invariable… Esclavos. Adictos. ¿Adictos a qué? Ahora te cuento…

Adictos

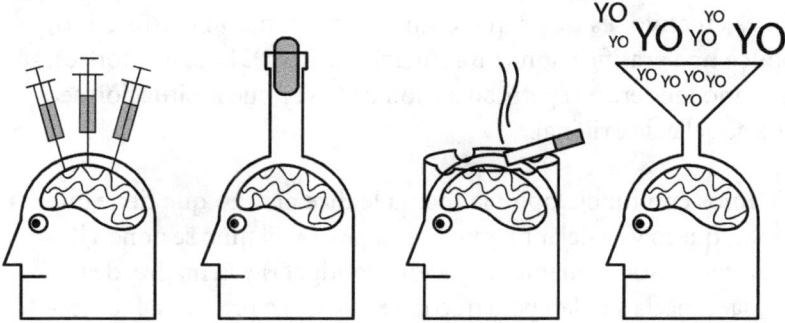

Todo acto de consumo tiene una gratificación. Al momento de pitar el cigarrillo de nicotina, por ejemplo, se produce una importante descarga de dopamina, ese neurotransmisor que manda en el circuito de recompensa. Ahí la gratificación: a esto llamamos, técnicamente, *refuerzo positivo*. Con el tiempo el refuerzo es menor, por lo que se necesitan mayores dosis para alcanzar el mismo efecto: esto se denomina *tolerancia*. Ya no alcanza con un par de puchos sino que necesitamos, mínimo, un atado por día. Tiempo más adelante, de no poder hacerse efectivo el consumo (por la razón que sea), el cuerpo se encarga de manifestarlo con un malestar muy grande: *abstinencia*. Las doce horas de vuelo se hacen insoportables… no se ve el momento de poder escapar de ese pájaro metálico para meter un poco de humo en los pulmones. Todo el sistema se pone en movimiento para conseguir la sustancia y consumirla, para, así, quitar esa sensación. Quedamos pegados. De esto se trata la *dependencia*, el núcleo de toda adicción.

EJERCICIO · Todos somos adictos

Después de leer estas líneas, ¿te reconocés adicto a algo? Da lo mismo si la dependencia es a una sustancia (química), como puede ser el tabaco, el alcohol o la marihuana, o una situación (no química), como internet, el uso del celular, el juego o el sexo. Vale para cualquier cosa que quieras dejar y no puedas.

Ahora, ¿cómo funciona la adicción a *yo*? De manera encubierta ya lo vengo revelando desde las primeras páginas del libro, pero en este apartado buscaré hacerlo de manera explícita.

Cuando una emoción, una palabra, una actitud o un comportamiento es efectivo, es decir que cumple su intención o cometido, se produce una gratificación (un refuerzo positivo). Desde entonces, el organismo tenderá a repetir tal acción cada vez que la situación sea similar a aquella, la original.

- Vamos con un ejemplo: la mamá le dice al niño que tiene que salir, que lo va a dejar un rato con la niñera. El niño se pone a llorar desconsoladamente (emoción, conducta) y la madre, devastada, cancela su plan para quedarse con él. La respuesta fue efectiva (gratificación), dado que el niño consiguió lo que quería, y, seguro, será vuelta a utilizar en una circunstancia similar. Incluso puede llegar a generalizarla, usándola con otras personas y en otras situaciones: cada vez que se frustra con algo, llora. Si sirvió en tal ocasión, quizás sirva también para tal otra, sería la reflexión (explícita o implícita) subyacente a este movimiento. Pero no creas que así son sólo los niños… ¡Nosotros somos iguales!

Hasta aquí podemos ver cómo se gesta y guarda un recurso que resulta eficiente, y cómo el sistema echará mano a esa herramienta cada vez que lea que el estímulo o situación es similar. Ahora vamos a dar una vuelta de rosca más…

- Al principio, el niño no se explica demasiado las cosas, simplemente actúa: mientras logre su objetivo, la respuesta se afianza y fortalece. Pero con el paso del tiempo todas estas experiencias empiezan, inevitablemente, a traducirse en explicaciones, esas líneas que redactan el cuento: "soy un tonto que no sabe resolver nada", "no puedo estar solo", "alguien tiene que hacer las cosas por mí". Y quizás no se sienta a gusto con la identidad que va armando, pero la sostiene. Cada vez que quiere salir de ese lugar, por alguna razón, no se anima, le cuesta mucho o no logra su cometido. Entonces, vuelve a la base, a ese modelo que sí le era funcional: llora y el asunto se resuelve. Ahí se consolida el cuento, ahí nace la dependencia, la adicción.

Una vez que *yo* toma su forma, la mente se mueve para fortalecer su relato. No importan las cualidades con que se describa, no importa si son lindas o feas, buenas o malas, solo interesa defender el texto: aquí la adicción a *yo*. Y entonces la gratificación no está en cómo se resuelve la contingencia sino en *darle de comer* a *yo*. Así se cancela la presunta contradicción que busca denunciar la imposibilidad de hablar de gratificación cuando la conducta produce malestar o cuando el sentido de sí mismo que se afianza tiene un carácter negativo o no elegible.

La gratificación en la adicción a *yo* se da cuando el cuento se refuerza, cuando la historia se consolida. Dicho de otro modo, la sustancia es *yo* y la gratificación es la afirmación de la identidad, del relato.

Sólo de esta manera es posible explicar eso de lo que todos somos testigos, cómo podemos aferrarnos a ideas, sentimientos y acciones que nos hacen mal. Sucede porque existe una gratificación (el placer por el consumo), no justamente en cómo se resuelve la escena ni en las palabras con que narramos la historia, sino en el fortalecimiento del cuento que nos venimos contando. Dejar la sustancia de consumo (esta forma de verse y explicarse), es muy difícil y trabajoso… Cada vez que nos despegamos de esa base, haciendo enormes esfuerzos, aparecen síntomas de abstinencia. Entonces, como si un imán nos atrajera, terminamos haciendo lo mismo de siempre (consumiendo). Abandonar este círculo vicioso, incluso cuando somos conscientes de que es pernicioso, no es fácil ni rápido… Es muy difícil salir de ahí porque se generó una dependencia. Somos adictos, adictos a *yo*. 😣

EJERCICIO · Encadenados

> Buscá una de esas cualidades que tu *yo* dice que tenés, una con la que no te sientas cómodo y quisieras cambiar. Date un tiempo antes de seguir; mirala detenidamente. Si esa cualidad (que no elegís de manera voluntaria) forma parte de tu identidad, entonces más que ser dueño tu *yo*, sos su esclavo. Si no me creés, intentá liberarte: hacé la prueba. Vos y yo estamos aferrados a *yo*… hasta que nos animemos a cambiar el disfraz.

Es la misma mente (adicta) la que traba la salida; el cerebro pide a gritos su gratificación (refuerzo) y escapa con vehemencia de cualquier posibilidad de malestar (abstinencia). Y para esto pone a su favor todo el aparato cognitivo, atendiendo lo que le conviene, percibiendo lo que le sirve, recordando lo que le es útil, interpretando de la manera más ventajosa... hace todo lo que le sea provechoso para defender el cuento. Cambiar es complicado y muy costoso; mejor seguir consumiendo: un ciclo ya conocido, familiar, simple y barato.

Todo al embudo: consolidar las explicaciones de *yo*

> **Coherencia**
>
> Del lat. *cohaerentia*.
> 1. f. Conexión, relación o unión de unas cosas con otras.
> 2. f. Actitud lógica y consecuente con los principios que se profesan.
> 3. f. Fís. cohesión (unión entre moléculas).
> 4. f. Ling. Estado de un sistema lingüístico o de un texto cuando sus componentes aparecen en conjuntos solidarios..
>
> FUENTE: Diccionario de la Real Academia Española

Anita, mi hija de 4 años, cree que soy el hombre más fuerte del mundo... y yo no me esfuerzo demasiado en decirle que no, total, no va a tardar demasiado en darse cuenta sola. 😌 Cuando la llevo al jardín no repara en que, casi seguro, ¡soy el papá más petiso de todos! Tampoco en que algunos tienen bíceps del tamaño de mis cuádriceps o tantas otras observaciones que podrían echar por tierra su creencia. En cambio sí nota cuando levanto algo que para ella es muy pesado... o cuando le arreglo un juguete que parecía estar destruido. Tal es la imagen que tiene de mí, que me dibuja más alto que a una casa (¡mi vida!). 🤓 Todos dibujamos mamás y papás XXL en nuestra infancia, y no tiene nada de malo. No es la consecuencia de una enfermedad en los ojos o algún daño cerebral... es lo común en esa época y responde a un mecanismo que se llama *idealización*. Luego, será nuestra tarea acompañarlos cuando vean que no somos los más fuertes, que lloramos, que nos equivocamos, que no siempre sabemos cómo resolver nuestros problemas, que no podemos arreglarlo todo...

Pero eso que hace Anita, tan sorprendente como divertido, no es muy diferente a lo que hacemos nosotros. Ella solo busca en las situaciones que va viviendo la información que cuadra con lo que piensa. Bah, ella no, su mente. La mente presta atención solo a determinadas cosas, no a todas, dado que su capacidad es limitada, mientras que los estímulos que nos rodean a cada rato son innumerables. Cuáles son las cosas que atiende es lo importante, porque ahí deja ver qué cosas le interesan, cuáles son sus *temas*. Cómo empiezan a encadenarse los pensamientos y las emociones, cómo juega la memoria a la hora de sacar del depósito sus registros y cómo, finalmente, se explican las experiencias. En esos movimientos se ve qué es lo que refuerza.

Es más lo que el cerebro repara en los elementos del ambiente que puedan confirmar lo que ya cree saber (su verdad) que en buscar, imparcialmente, la información con la que pueda acercarse a la verdad.

EJERCICIO · Tus temas...

¿Te animás a buscar cuáles son tus *temas*? Sólo hace falta que adviertas cuáles son las imágenes que se ten vienen insistentemente a la cabeza, las situaciones que se proyectan en tu cabeza sin que lo pidas, las palabras con las que te definís... La clave está en buscar aquello que se repite, que se presenta de manera recurrente. Luego quiero que te preguntes si te gusta ese *yo* o si, simplemente, no estás pudiendo cambiar de disfraz.

Nuestra mente funciona de un modo narrativo: todo lo que decimos que somos no es más que un manojo de (supuestas) verdades que la memoria atesora. Nuestro cuento se redacta de este modo, con el acento puesto sobre esos núcleos que definen la historia, nuestros *temas*. Y aquí la función del editor oculto: que el relato sea consistente, sin contradicciones, que haya una línea de argumentación clara, que el mensaje que lleva el cuento sea potente... Y ya viste que, de ser necesario, la mente sabe distorsionar las cosas para que encajen: más vale mentirse a sí misma que perder la coherencia. Por y para esto refuerza algunas cosas y desacredita o tapa otras, insiste en mostrarnos determinados recuerdos mientras otros los esconde o borra. Porque, a los fines del editor, es mucho más importante lo que nos explicamos sobre lo que nos pasa que las vivencias en sí mismas.

La forma en la que nos describimos, esas frases fuertes que creemos que nos pintan de pie a cabeza, son para el editor verdades irrefutables, objetivas, como si nos preexistieran… Luego, sólo nos queda ser coherentes con lo que decimos que somos, actuar en consecuencia.

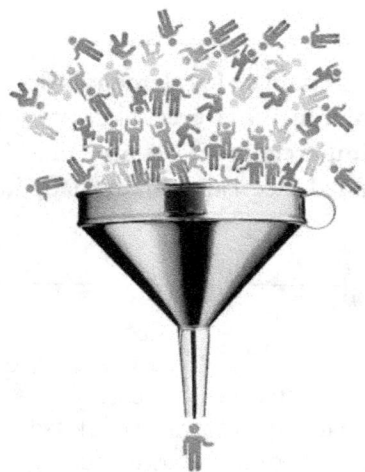

El embudo tiene un solo cuello, una única y estrecha salida: todo va a parar ahí. Y el tarro es la identidad. De alguna forma, todo lo que cae ahí tiene que encajar para seguir rodando cuesta abajo. Distorsionado o no, eso ya no importa: o es consonante o no pasa. Lo que no pueda acomodarse será directamente expulsado fuera del vaso del embudo; no hay lugar para las contradicciones. Si un elemento disonante logra zafar de la expulsión e insiste con quedarse, habrá problemas (a esto nos dedicaremos en el capítulo que sigue). Cada vez que una gota consonante cae al frasco, ¡*clin*, caja! Gratificación: se fortalece la identidad. Creo que ya se entiende la idea… no hace falta que siga dando vueltas a este asunto.

Que Anita, a sus 4 años, modifique la realidad para sostener su imagen de un papá fuerte puede ser divertido, pero que nosotros lo hagamos, ya no. Lo vimos juntos páginas atrás: así terminamos generando una adicción. Y perder la libertad nunca es una buena noticia.

Como el *Titanic*

Somos grandes y seguimos filtrando, distorsionando e inventando, igual que Anita. Y esto, lejos de ser simpático, insisto, nos implica un gasto gigante de energía, un gran empobrecimiento, enormes problemas y mucho malestar.

Entiendo la naturaleza de esta búsqueda, sé que *yo* necesita esta consistencia… ¡pero es una misión imposible! Es absolutamente incoherente que busquemos ser o mostrarnos coherentes. ¿Cómo habríamos de hacerlo si somos, al mismo tiempo, un lagarto, un perro y una persona? ¡Somos tres en uno!, ¿lo recordás? Este combo es nuestra naturaleza, y de este lugar, por mucho que lo intentemos, no podemos escapar. ¿Por qué habríamos de negar nuestro instinto? ¿Por qué ocultar nuestros deseos? Si no somos, por momentos, mucho más que un perro buscando la hembra en celo, o un depredador buscando saciar su apetito… ¿Por qué deberíamos reducir nuestras emociones al punto hacerlas desaparecer? Esconder el enojo porque no encaja con mi perfil compasivo, no mostrar el miedo porque no da con mi imagen de macho, no exteriorizar la tristeza porque dije que eso que se perdió a mí no me interesaba… No tiene sentido. Y por último, respetando la cronología de la evolución, ¿por qué habríamos de suspender el razonamiento? Si, para bien o para mal, fuimos dotados por ese pedazo de corteza cerebral que nos permite escapar, aunque sea por momentos, de las garras de los cerebros reptiliano y mamífero. Por mucho que queramos, no podemos dejar de preguntarnos qué hacemos acá y cuál es el sentido de la vida, angustiándonos profundamente cuando la respuesta se muestra esquiva. Esto interrogantes son tan nuestros como el instinto de supervivencia.

Por soberbia, necedad o cobardía, preferimos creer que tenemos controlado el instinto, que manejamos al dedillo nuestras emociones y que sabemos exactamente quiénes somos y qué queremos. La mente nunca nos hace una mala movida: todo bajo control. La razón señala el rumbo y nada nos desvía… Una y otra vez el Señor Ego metiendo la cola (Rayuela: Capítulo 4: "Por mi ego, por mi ego, por mi gran ego": 91 a 97).

En medio de todo este mejunje evolutivo, haciendo malabares para que no se note, está "*yo*, el coherente". ¡Es un sinsentido que busquemos mostrarnos coherentes!

Además, sumando a lo imposible de esta misión, ese equipo con el que construimos el mundo y nuestra propia identidad no es más que una máquina de distorsionar: la mente sólo atiende y percibe lo que le conviene, realiza inferencias insólitas y saca conclusiones de modo apresurado, tiene licencia para modificar los recuerdos existentes, olvidar algunos e inventar otros que le puedan venir bien… y aun así le gusta creer que funciona bajo el rigor del método científico: lo que dice es verdad. 😵 Todas las funciones del editor son miembros de esta asociación ilícita, la brigada de la búsqueda de la coherencia. En definitiva, no importa cuán falso pueda resultar ese relato que narramos de nosotros mismos, sólo nos importa sentirlo cierto, bien armado… ¡Cuántas contradicciones! Pero igual, a pesar de todo esto, insistimos en ser y mostrarnos coherentes.

Finalmente, lo que defendemos no es más que un cuento lleno de engaños, pero no los queremos ver ¡y mucho menos mostrar! Debe ser por esto que cuando vemos la fisura en otro la señalamos. Advertimos las incoherencias de los demás y las condenamos, como si eso hiciera más coherente nuestra propia historia… todo esto, un sufrimiento innecesario.

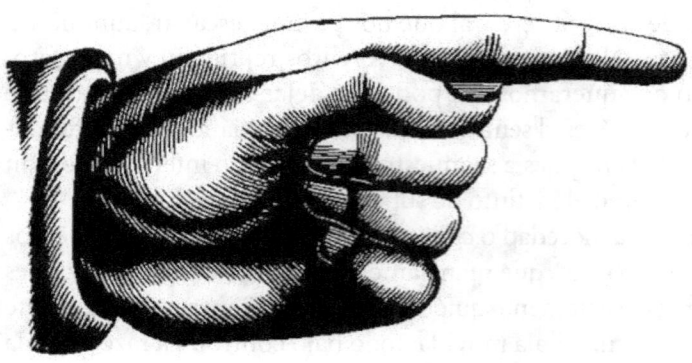

> **EJERCICIO · Señalando desde la platea**
>
> Encendé la tele y detenete unos minutos a ver uno de esos programas de chimentos... "¡Mirá lo que dijo tal! ¡Mirá lo que hizo ese otro!" Largas horas rellenadas con esas acusaciones, como si los conductores y panelistas estuvieran un escalón arriba de los mortales que acusan, de las contradicciones que ponen evidencia, de los errores o las dificultades con las que se deleitan. Todos levantando el dedo índice y juzgando, como si sus vidas no tuvieran contradicciones. Absurdo.

Mantenemos nuestra forma de pensar, sentir y actuar respecto de las situaciones que vivimos porque "somos así", aferrándonos a esa identidad ya tan armadita y consistente. ¿Cambiar de opinión? ¡Nunca! ¡A hundirse con el barco! Claro, si el capitán es el Señor *Ego*, los tripulantes son *Mi* y *Mío*. Son *mis* sentimientos, *mi* manera de pensar… ¡esas banderas son *mías*! Libramos terribles batallas cada día para mantener arriba los trapos de "*Yo*, el coherente", defendiendo todas y cada una de las verdades del editor, sin importar los contextos, los momentos… Nuestros titubeos, al calabazo… ¡las dudas son para los flojos! La posibilidad de reparar en alguna inconsistencia y buscar cambiar, al fondo del mar… ¡cambiar de opinión es de cobardes! Aún frente al embate de olas de más de siete metros de altura, nada, todo igual. Cuanto mucho, amarrar velas. El relato tambalea, pero seguimos de pie, y la mente, con el timón en sus manos. Parece que la tormenta está cediendo: quedamos extenuados, pero conformes, el temporal no logró vulnerar la coherencia de *yo*. Pero, no cantemos victoria… un gran iceberg nos espera delante…

Las cosas como son... y punto

Cuánto mejor sería que reconociéramos nuestra naturaleza, lo que en realidad somos, sin buscar tapar el sol con la mano. Contar nuestro cuento con baches y todo, sin pretender que no se noten. Una historia llena de celulitis… ¿qué problema hay? Si los relatos de nuestra vida siempre tuvieron estos pocitos. ¿O alguien no los tiene? Esto es lo que somos.

Si entendemos, bajándonos del pedestal, que somos así, incoherentes por naturaleza, limitados, llenos de grietas, inconsistencias y contradicciones, ganaríamos un montón de tiempo y energía, aprenderíamos a ser de verdad sinceros y nos podríamos relajar… No tiene nada de malo. Un cierto monto de autoengaño es funcional y hasta necesario; es absolutamente normal que algunas cosas nos las digamos, aunque sin mentir, de una manera conveniente y no de otra que nos desestabilice (profundizaremos esta idea en el *Capítulo 10. Expertos en ser quienes somos*). Pero, ¡cuántas veces se nos va la mano!

**Más allá de nuestros enormes esfuerzos,
estamos llenos de contradicciones.
Esto siempre ha sido así… y seguirá siéndolo.
Más vale reconocerlas y asumirlas
que intentar taparlas.**

Por otro lado, por fuera de esta necesaria mirada compasiva hacia nosotros mismos, es importante que advirtamos que esta misión del editor de mostrarse estable y consistente es una traba al cambio. Aquí el corazón de este libro.

Nos encanta decir: "yo nunca cambié mi manera de pensar", "siempre dije lo mismo con respecto a esto"… como si en verdad fuera una virtud. ¿Nunca cambiaste? ¿No creciste nada, no evolucionaste nada? Y de la mano de esto, la mirada que juzga y sentencia: "ah, ¿ahora cambiaste tu parecer? Porque te escuché decir otra cosa antes…" ¿Te das cuenta por qué esa pregunta tiene tono de reto o reprobación? Los demás esperan de nosotros lo mismo que nosotros de ellos: que te veas siempre igual, que pienses lo mismo que hace años, que sientas de igual manera y que actúes sin cambios. Quieren reconocerte en esas formas que siempre tuvo tu *yo*, coherente.

Esclavos de nuestro *yo*, actuando de manera obligada el libreto que el editor escribe. Expertos en ser quienes somos, inmutables, estoicos frente al sinnúmero de cambios que suceden alrededor nuestro. Los mismos recursos y herramientas frente a contextos siempre diferentes. Insostenible… por algún lado, la pava va a chillar.

LA PAVA, POR ALGÚN LADO, VA A CHILLAR

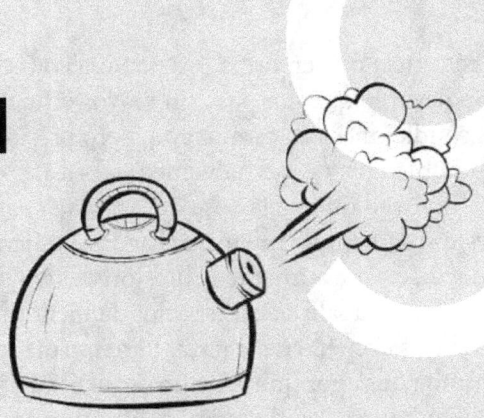

> "El modo de concebir las enfermedades que nos afligen ha sufrido una revolución que consiste en reconocer la interacción entre el cuerpo y la mente, en admitir que las emociones y la personalidad causan un tremendo impacto en el funcionamiento y la salud de la práctica totalidad de las células del cuerpo."
> ROBERT SAPOLSKY, *¿Por qué las cebras no tienen úlcera?*
> Alianza Editorial, Madrid, 2008.

Un sistema de presión

> **Pava**
>
> Del latín *pavus* 'pavo'.
> **1.** f. Ave del orden de las galliformes, oriunda de América, más grande que la gallina, con cuello largo y sin plumas del que cuelgan, al igual que de la cabeza, unas carnosidades rojas.
>
> Del inglés *pipe* 'tubo'.
> **2.** f. Recipiente de metal o hierro esmaltado con asa en la parte superior, tapa y pico, que se usa para calentar agua.
>
> FUENTE: Diccionario de la Real Academia Española

En nuestra vida pasamos etapas de gran estabilidad, pero también otras en las que el destino parece sobrecargarnos: dificultades, preocupaciones, frustraciones, malestar, emociones que crecen y no sabemos manejar. Hay instancias en las que tenemos mayor fortaleza y resistencia que en otras. Existen días puntuales en los que sabemos sobrellevar lo que nos pasa sin mayor dificultad y otros en los que no. Las condiciones van cambiando, pero presión hay siempre. Y resistencia también. Esto, inevitablemente, es así.

El fuego quema la base de la pava, a paso lento o rápido. Es sólo cuestión de tiempo; mientras el agua se calienta se va generando vapor, lo que hace que aumente la presión dentro del recipiente. Entonces el vapor buscará salir hacia espacios de menor presión, encontrando una salida tras el cuello de la pava. Pero ese orificio es más estrecho que la columna de vapor que procura escapar, por lo que se genera una inestabilidad, un pulso de presión. En otras ocasiones, el pico de la pava es corto y grueso, pero con una tapa con un pequeño ojo al final de la salida: cuando el vapor logra escapar, formando remolinos, se producen las olas de sonido, el silbido: la pava chilla.

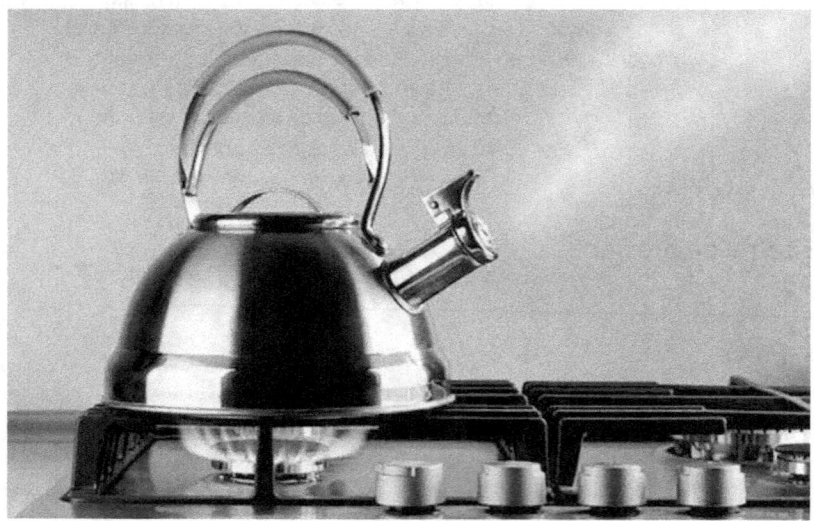

EJERCICIO · La gota que rebalsó el vaso

Quiero que busques una de esas situaciones en las que, finalmente, estallaste. Una de esas que venías piloteando, intentando aguantar, pero que en el último instante venció tu resistencia. ¿Cuál fue la gota que rebalsó el vaso? Quizás una circunstancia menor que haya terminado en una fuerte discusión, quizás un momento en el que te hayas visto superado en tu trabajo, un instante en el que ya no hayas podido con los reclamos o demandas de tus hijos. Quizás luego, con las aguas ya

> calmas, te habrás sorprendido por cómo esa última situación, mínima, desencadenó tal arranque en vos... pero no estás mirando con claridad. ¿Podés darte cuenta de que no fue esa gota la culpable? Solamente fue la última, la que se posó sobre la inmensa cantidad de otras gotas que estaban esperando dentro del recipiente. Mucha presión, más de la que pudiste tolerar, sólo eso.

Los sistemas de presión se forman porque el aire siempre fluye desde las áreas de alta presión hacia áreas de menor presión, buscando el equilibrio. Esta es una ley física que explica lo que sucede en la naturaleza. Y nosotros no escapamos a esta regla: la *pava* (el recipiente) es nuestro cuerpo, el *agua* (el contenido) son nuestras emociones y pensamientos, la actitud y los recursos que tenemos frente a las cosas que nos pasan, y el *fuego* (la fuente que altera las condiciones del recipiente y el contenido), las situaciones que nos tocan vivir. Vamos despacio...

Desde hace más de cinco mil años la medicina tradicional china nos señala la importancia del factor interno en el origen de las enfermedades, ubicando allí de manera sobresaliente a las emociones. En cambio, hace sólo algunas pocas décadas la medicina occidental empezó a hablar de enfermedades psicosomáticas y a darle mayor importancia a las cosas que nos pasan respecto de los procesos de salud y enfermedad. Y, en parte, el error persiste: salvando el daño producido por golpes externos, como podría ser cortarte el dedo mientras picás cebolla o que la rama de un árbol caiga sobre tu cabeza mientras caminás por el parque, todas las enfermedades son psicosomáticas. Todas, sin excepción, porque la mente y el cuerpo conforman una unidad indivisible.

En nuestras vidas, siempre hay fuego.
Las emociones se agitan dentro del envase y generan
fuertes turbulencias. Si no las escuchamos y les damos
un cauce de salida, entonces la presión va a aumentar.

―――o―――

Alquimistas desequilibrados... ¿te acordás? Las emociones nos muerden las tripas, pero no buscamos sacarlas. Con las mandíbulas apretadas nos hacen sangrar, mas ni siquiera las escuchamos. Destilamos venenos y los hacemos circular por venas y arterias. Sentimos, pero no gestionamos lo que nos pasa. Miedo, ansiedad, tristeza, enojo y vergüenza, las líderes en el *top ten*, transformadas luego en sentimientos más complejos como culpa, resentimiento, rencor, envidia, sed de venganza, frustración, melancolía, terror por perder el control… Las emociones y los sentimientos precisan ser expresados; no se diluyen ni desaparecen por sí solos. Por el contrario, fuera de nuestra vista, enterrados, se nutren de nuestra energía y se hacen más fuertes. Cuando no sabemos cómo gestionar lo que nos pasa, entonces el fuego, presente bajo nuestros pies, calienta la sangre haciendo que las emociones entren en ebullición. La enorme presión interna supera la resistencia del organismo: el vapor busca salir. Y lo conseguirá de alguna forma. Ahora, ¿cuál es la boquilla, la abertura de salida?

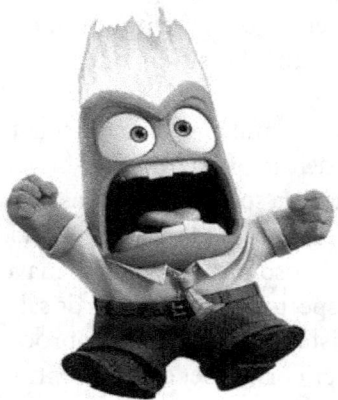

EJERCICIO · Conocer tus aberturas

Como lo vinimos haciendo hasta acá, me gustaría que revises primero las formas de tu juguete, antes de seguir adelante. ¿Tomás conciencia del momento en que una situación particular te produce malestar? ¿Sabés precisar qué emoción te embarga en cada caso? Cuando advertís que algo te molesta, ¿lo expresás o preferís callar? ¿Qué pasa con esas cosas que no decís, con esas emociones que no sacás afuera? Aunque sea de manera aislada, ¿explotás (con la emoción que sea) frente a situaciones o con personas que vos mismo sabés que no lo justifican? ¿Sos de poner en el cuerpo las cosas que te pasan? Quiero decir, ¿somatizás? Cada organismo tiene sus propias aberturas, los lugares preferidos por los que la pava chilla… ¿conocés los tuyos?

La turbulencia interna pide una salida, el propio organismo se encargará de señalarle el camino. Mientras la presión no sea excesiva, el vapor saldrá sin que la pava silbe. Pero si el fuego está muy fuerte, difícil que el vapor generado pueda salir por el pequeño orificio sin chiflar. Tensiones musculares, contracturas, dolores, cefaleas, gastritis, úlceras, aftas, colon irritable, hipertensión arterial, anginas de pecho, infartos, crisis asmáticas, psoriasis, infecciones oportunistas… por algún lugar tiene que salir. Crisis de pánico, síntomas obsesivo-compulsivos, adicciones, depresión… otras vías de escape. Lo que no se expresa a través de las cuerdas vocales y por el orificio de la boca, sabiamente diseñados por la naturaleza para tal fin, saldrá por otro lugar. Tapar la abertura con la mano no cambia la necesidad; la presión buscará ser compensada por otro sitio. Se arma la turbulencia debajo de la mucosa del estómago y… ¡pluff! ¡Una hermosa úlcera gástrica! Un geiser por el que emanan las emociones, sentimientos y venenos que ya no podían retenerse más. Entonces tomamos un protector gástrico, tapando esa puerta de salida que, no sin sufrimiento, el organismo se había encargado de encontrar… Un tiempito más y cólicos, retorcijones y diarreas explosivas que alternan con constipación anuncian una nueva abertura: ¡colon irritable!

**Si ponés un tapón en el agujero de la pava
vas a evitar el ruido… pero sólo por un rato.
El sistema necesita descargar, y buscará la forma.
Si el fuego sigue quemando y la presión aumenta,
la pava va a chillar.**

Cada organismo tiene un aparato o sistema más vulnerable, un sitio más débil por el que el cuerpo se expresará haciendo síntomas. Algunos por la piel; otros, por el tracto gastrointestinal; otros, por el sistema respiratorio… Y los que no saben abrir un orificio en la parte física lo harán por el lado intangible de la psiquis: "*pibe* –dice el médico ya frustrado y sobrepasado–, *no tenés nada… andá a un psicólogo o a un psiquiatra*". Ya lo sabés: las emociones no se disipan solas, necesitan ser advertidas, escuchadas y gestionadas. Precisan ser expresadas, por lo que abrir la boca (esta vez, literalmente) es una buena manera de mantener las presiones equilibradas. De no hacerlo, la presión interna va a aumentar. Mientras nos hacemos los distraídos, barriéndolas bajo la alfombra, escondiéndolas o negándolas, sólo logramos que las columnas de vapor ganen fuerza dentro del organismo… hasta que vulneren la resistencia.

El *sistema inmunológico* de la mente

El sistema inmunológico es aquel que sabe protegernos de agentes externos, la defensa natural de nuestro organismo contra las infecciones. Vamos a suponer que una bacteria ingresa a nuestra sangre tras pisar un clavo. El pequeño germen comienza a nadar por la sangre, buscando algún lugar del que pueda hacer su hogar. Pero la sangre no es agua; por allí viajan gran cantidad de células, entre las que encontramos a los macrófagos, la primera línea de defensa del sistema inmunológico. Uno de ellos detecta rápidamente al agente bacteriano que lleva antígenos (una suerte de marcador que lo identifica, como un DNI) que le son extraños, entonces lo fagocita… algo así como si abriera la boca y se lo comiera. Ya adentro suyo va a destruirlo mediante enzimas, similar a lo que muestran las propagandas de jabón para lavar la ropa contra una mancha. En ocasiones, ese solo proceso es suficiente para eliminar al invasor, aunque en la mayoría de los casos otros cuantos soldados se van a tener que unir en esta lucha. Mientras el macrófago hace su trabajo de destrucción del enemigo, el antígeno se va a unir a una molécula llamada HLA (antígeno de leucocito humano), formando un complejo antigénico que será liberado del macrófago. Este complejo, viajando por la sangre, va a ser reconocido por otras células del sistema inmunológico llamadas linfocitos, encargadas de generar entonces una memoria y anticuerpos para la próxima vez que ingrese ese germen. Con estos recursos, su actuación en una futura invasión será mucho más veloz y potente. Esto es y para esto sirve el sistema inmunológico, muy simplificado y quizás impreciso, pero vale para comprender la idea que quiero contarte.

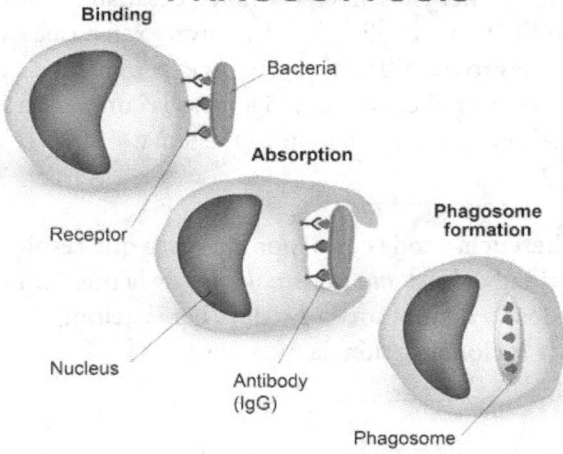

PHAGOCYTOSIS

> **EJERCICIO** ¿De qué nos protege el *sistema inmunológico* de la mente?
>
> ¿De qué nos protege el sistema inmunológico? De agentes externos, esos malvados invasores que pueden colonizarnos y enfermarnos. Por eso le llamamos, coloquialmente *las defensas*, la gendarmería de nuestro cuerpo. Ahora, ¿de qué nos protege este sistema que propongo en analogía? ¿Cuáles son los agentes peligrosos de los que buscará defenderse la mente? ¿Te animás a pensarlo por un minuto y arriesgar? Quizás repasando el anterior capítulo puedas encontrar la respuesta.

La mente tiene una suerte de sistema inmunológico cuya misión es… cha, cha, cha, chaaaan… ¡defender la coherencia del sistema! ¡Claro! ¡Como te lo contaba páginas atrás! Ya sabés que uno de los objetivos más importantes del editor es que el relato sea convincente, contundente y libre de ambigüedades o contradicciones. Y que la mente *científica* se rige por el principio de no contradicción, ese que señala que una cosa es una cosa y no puede entonces ser otra: toda nuestra lógica depende de este enunciado, y ahí vamos, por defecto. Salvo en el caso, nunca más que excepcional, en que alguien busque consciente y activamente renunciar a este precepto, la mente sostendrá en alto esta cláusula. Algunos filósofos lo han hecho, pero sus conclusiones no salen de una propuesta teórica que parece no ajustarse a la vida cotidiana. Los físicos cuánticos, desde la redacción del principio de incertidumbre de Werner Heisenberg, también desafían esta forma de entender el mundo. Pero la explicación del universo en escala subatómica no aplica a nuestros sentidos ni a nuestras experiencias de cada día. La lógica de la no contradicción sigue vigente, y la coherencia sentada a su derecha. Ahora, ¿cómo funciona este sistema?

Defender la coherencia a toda costa, por más caro que resulte: esta es la prioridad del *sistema inmunológico* de la mente. Y sus soldados, la distorsión, la evasión, la negación, la racionalización, la mentira…

La mente, hasta donde yo sé, no tiene macrófagos ni linfocitos T o B. Sus soldados no viajan en el flujo de un entramado de vasos como sí lo hacen las células que nos defienden, sino que marchan de otra manera. Todo sucede en un espacio virtual, no físico: los elementos que no cuadren con la coherencia del relato van a ser distorsionados, escondidos o eliminados. Los pensamientos, así, buscan encajar con las emociones, y lo que se siente se acopla sin fricción a las interpretaciones vigentes. Todo ajustado: la mente funciona sin rechinar. El *sistema inmunológico* se encarga, como pueda, de correr las emociones del centro del pecho, de diluir ideas revolucionarias y de armar explicaciones consistentes que quiten del medio aquello que pueda amenazar la firmeza del cuento que se viene narrando. En épocas de estabilidad, los soldados tienen la fuerza suficiente para hacer frente a las situaciones que les toca vivir, pero en tiempos de inestabilidad y crisis, las discrepancias comienzan a asomar y a manifestarse: la tensión crece. El sistema inmunológico buscará reducir, como pueda, al agente que inquieta y amenaza: el ejército redobla la apuesta en la conformación de una nueva explicación, una que garantice la sobrevida del cuento. No importa si la historia se va llenando de baches, cosas que no cierran… sólo importa que el dueño de la mente se lo crea. Entones puede ser que se salve el relato, pero el conflicto interno no desaparece… el organismo deberá buscar otra manera de liberar la sobrecarga de presión, otro lugar donde poner el malestar. Quizás abra un boquete en algún lugar del cuerpo para permitir que el vapor fluya: una ulcerita podría ser una buena opción, o una crisis de pánico… la salida que cada uno pueda construir. Lo único importante es defender la coherencia del cuento.

**El sistema inmunológico de la mente es efectivo
a la hora de quitar del camino lo que no quiere o no puede ver.
El relato sigue indemne pero la presión,
por algún lado, tiene que salir.**

> **EJERCICIO · Una muy frecuente**
>
> ¿Tuviste alguna vez herpes labial? Se trata de un virus llamado VHS tipo I (virus del herpes simple). Una vez que este ingresa al organismo ya no se va (el 80% de la población es portadora de este virus); controlado por las defensas de nuestro cuerpo, queda acantonado en los ganglios linfáticos, como acorralado ahí sin poder expresarse, inactivo. Pero existen momentos en los que sale de su guarida para manifestarse, brotando como un racimo de uvas por encima del labio. ¿Cuándo sucede eso? ¿Podés identificar los momentos en los que te haya pasado? Si a vos no te pasó, entonces preguntale a quien sí le haya sucedido. Momentos de mucho estrés, de alta presión. El cuerpo habla: si la presión aumenta, por algún lado buscará descomprimir.

Llama la atención que funcionemos así; "arreglamos" una cosa y desajustamos la otra. Es un mecanismo peligroso: a menor flexibilidad para modificar la manera de entender el cuento (mayor rigidez mental), mayor será la actividad de este sistema inmunológico virtual y mayor también la presión interna. Las aberturas por donde debería liberarse este exceso de presión están tapadas, por lo que al organismo no le queda otra que abrir un orificio donde pueda. Esto, por ley, se expresará con algún síntoma, a veces leve, en otras ocasiones grave. Aún así, son las "soluciones" (defectuosas y nunca más que transitorias) que el sistema encontró para soltar la presión generada por problemas o situaciones que no pudo enfrentar de otro modo.

Aprender a escuchar el silbido

Las situaciones que nos generan malestar son inevitables; las preocupaciones, las dificultades y las frustraciones, el miedo, el enojo y la tristeza, están a la orden del día. Son parte constitutiva de nuestro ser en el mundo. Y a veces se nos hace pesado, por esto una cierta cuota de *autoengaño* es necesaria para el armado de un cuento viable y tolerable: todos tenemos este sistema andando. Pero sólo una *cierta* cuota, esta es la palabra clave, la que marca un límite. No se puede esconder un elefante debajo de la alfombra. No se puede distorsionar la percepción del mundo al punto de ver que yo soy alto, como lo hace mi dulce Anita. 😜 La discrepancia entre la percepción (subjetiva) y la realidad (objetiva), en algún momento, se va a hacer notar. Y cuanto más esfuerzo se haya hecho para tapar o modificar la realidad, mayor será la presión retenida y, por ende, también lo será el ruido que haga la pava. O, quizás, hasta explote.

Al final de cuentas, el sistema termina fallando. Quizás aquello que las defensas de la mente procuraban tapar o esconder nunca llegue a verse de manera nítida; también puede ser que quede guardado con absoluta claridad pero en el inconsciente, fuera de la vista (Rayuela: Capítulo 1: "*Habemus* mente": 32 a 35). Entonces, puede ser que la coherencia no se vea vulnerada, pero algo queda trunco. Algo no anda bien: el problema sigue vivo y trabajando desde la sombra (¡más peligroso aún!). Los síntomas, el lugar por el que la pava haya chillado, declaran su presencia. Mucha presión, mucho malestar y sufrimiento.

EJERCICIO · Conduciendo...

Imagina que estás conduciendo tu auto por la ruta: era hora de tomar tus vacaciones. Toda la familia dentro del coche, cinturones ajustados y viajando; los *Ramones* tocan una canción tras otra. Entonces, mientras tus dedos golpean suavemente el volante para seguir el ritmo, repararás en que una luz se encendió en el tablero. Parece que está calentando el motor. Repasás en tu cabeza si revisaste el agua, el aceite y todo lo que tu conocimiento sobre motores te permita advertir. La aguja se sigue moviendo, mostrando el incremento de temperatura. La luz sigue encendida. ¿Qué hacés? ¿La tapás con un dedo para no verla y seguís andando? De resolverlo de esta manera... ¿cómo terminaría el cuento?

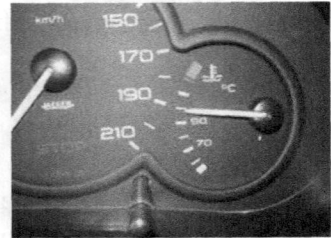

Si la evolución se encargó de dotar a las emociones con una manifestación corporal clara fue justamente para que las podamos reconocer, escuchando lo que nos quieren decir. Sólo un animal muy necio podría desconectar la luz de alarma en el tablero para no verla… eso es lo que hacemos nosotros.

Si bien abrir un agujero puede generar un alivio transitorio, no hace más que postergar lo inevitable. Es necesario aprender a mirarse, con transparencia y profundidad, y comprender cómo narramos nuestro cuento.

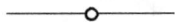

Es mejor incrementar nuestra capacidad de auto-observación, poniendo un freno al autoengaño y asumiendo los riesgos de mirarnos con franqueza: qué sentimos, qué pensamos y cómo actuamos… cómo organizamos nuestra experiencia cotidiana y cómo la acoplamos a la historia que ya nos venimos contando. Por mucho que procuremos evitarlo o eludirlo, la realidad sigue siendo lo que es, no lo que contamos o lo que queremos que sea. Por esto, es mejor hacernos cargo, aceptar lo que nos sucede e integrarlo a nuestra historia, moviéndonos así a un nuevo punto de equilibrio. Sólo de esta manera es posible aumentar la base de sustentación, rearmarse y crecer, ganando fuerza para lo que toca y sigue. No digo que sea fácil, porque, de hecho, no lo es; sólo digo que es necesario.

EXPERTOS EN SER QUIENES SOMOS

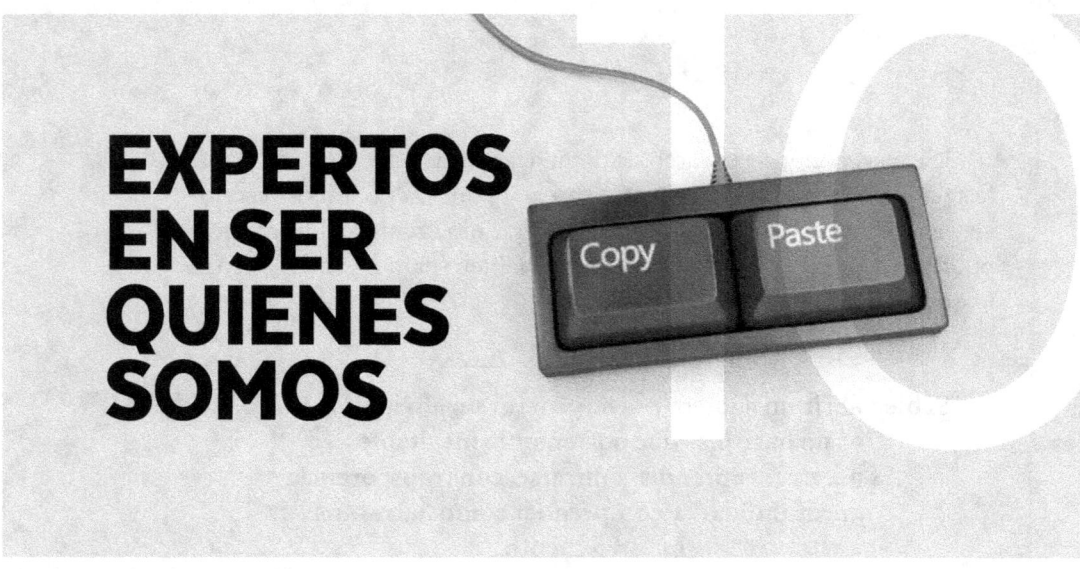

"El absurdo es que no parezca absurdo –dijo sibilinamente Oliveira–. El absurdo es que salgas por la mañana a la puerta y encuentres la botella de leche en el umbral y te quedes tan tranquilo porque ayer te pasó lo mismo y mañana te volverá a pasar. Es ese estancamiento, ese así sea, esa sospechosa carencia de excepciones. Yo no sé, che, habría que intentar otro camino."
Julio Cortázar, *Rayuela* (Edición Crítica).
Fondo de Cultura Económica, Buenos Aires, 1991.

La misma realidad cada día...

Me gusta pensar la mente como un juguete, un aparato lleno de botones, palancas y luces, lleno de posibilidades... aunque siempre lo usemos de la misma manera. ¿Sabías que si a un niño le das un juguete y le explicás exactamente cómo se usa, cerrando otras posibilidades de juego, entonces así lo aprenderá? Y de esta manera se bloquean las alternativas, entendiendo que esto se usa o hace de esta sola forma y no de otra. Lo mismo nos pasa con nuestra mente, ese juguete que pretende gobernarnos desde la azotea. Ahora entenderás mejor la metáfora de *un juguete llamado mente*... (Rayuela: Capítulo 14: "El cambio": 230).

El cerebro trabaja con paquetes de información que, desde niños, va armando con sus propias experiencias: estos incluyen formas de sentir, de pensar y de actuar, condicionando el modo en que vemos el mundo. Apilando un paquete sobre otro, como bloques de construcción, la realidad va tomando forma. Y luego nos olvidamos de cómo nosotros mismos la fuimos construyendo, creyendo entonces que la realidad está allí afuera, y que nosotros solo la captamos con nuestros sentidos. Pero ya vimos que esto no es así: no hay pasividad en el acto de percibir. La realidad no existe por sí misma, sino que es cada uno quien la diseña a la medida de sus posibilidades, de su historia, sus experiencias y explicaciones… cada uno la arma con sus propios bloques. Y una vez que el cerebro arma su propia realidad, es difícil que la cambie, porque las rutas neurales se van afianzando cada vez más con el uso. Como si fuera ese manual de instrucciones que dice cómo armar un auto con los bloques de *LEGO* que trae la caja, la manera es una sola… y el resultado también.

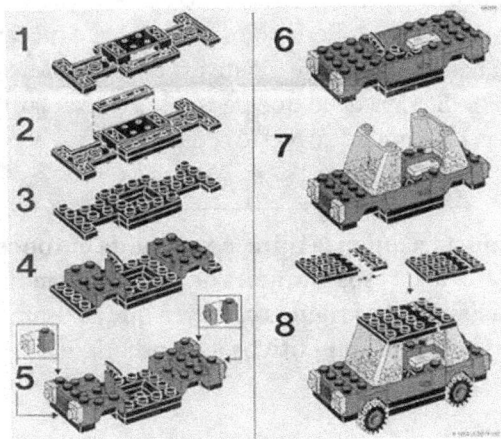

NEUROCIENCIAS · El mecanismo de *competencia neuronal*

El cerebro crea mapas: es la forma que tiene de ordenar el trabajo de sus cien mil millones de neuronas con sus miles de dendritas cada una… algo así como brazos con los que se conectan a otras neuronas. La manera en que se "entrelazan las manos" las neuronas dibuja los caminos, y estos, mapas más grandes. La fuerza del apretón de manos depende del uso de esa conexión, por lo que si se usa mucho una ruta, más firme se instalará en el mapa: cada vez más chances de actuar de esa manera (como un hábito) y cada vez menos de cambiar. Una vez que crea un mapa, luego no para de buscarlo y revalidarlo, porque cada vez que lo encuentra y lo recorre, lo confirma: el cerebro gana en eficiencia, pero pierde en flexibilidad. Todo esto responde a un mecanismo que conocemos como *competencia-neuronal* o *hebbiano* (por Donald Hebb, quien propuso esta teoría).

El punto que me convoca en este apartado es que, una vez que la mente dibuja su mapa o su manual de instrucciones para construir la realidad, entonces ya no habrá mucho lugar para las variantes. Y esto es así porque al cerebro le resulta conveniente tener a mano estos esquemas predeterminados, dado que se trata de rutas conocidas, rápidas y de bajo costo: es un valor adaptativo. De esta manera agiliza y economiza sus acciones, dejando disponibles sus funciones para otras cosas. Siguiendo con la analogía de los bloques de *LEGO*, es mucho más práctico armar el autito como dice el manual y no largarse a imaginar de cero cómo podría ser cada vez que nos sentamos a jugar. En el lenguaje neuronal, esto se traduce como *eficiencia*, uno de los valores que mueve al cerebro. Pero no es gratuito este mecanismo: las contestaciones se hacen automáticas e invariables, impidiendo las alternativas, el cambio. ¡El 95% de lo que pensamos es exactamente lo mismo que lo de ayer! La realidad se repite cada día.

La realidad se ajusta a quien la mira, constituida entonces por la sumatoria de esos paquetes de información que se van haciendo más rígidos cada vez que se usan. Y, así, más cerrados, repetitivos y automáticos.

EJERCICIO • También mirar del otro lado

Quiero que pienses en un conflicto particular, uno que te haya tocado vivir o que estés atravesando en este mismo momento. De acuerdo a donde te pares, la realidad (la situación u objeto que estás observando) va a ser diferente. Bah, la Realidad no va a cambiar (dado que no le interesa mucho cómo nosotros la vemos), pero sí va a cambiar *tu* realidad. Y esa es la que a tu mente le importa. Ahora, ¿te animás a evaluar con objetividad (tanta como se pueda) las "verdades" que se cuentan del otro lado? Notarás cuánto te cuesta hacerlo, cuán trabajoso es para tu cerebro *ver*-las cosas de otra manera. Es que vas a tener que salirte de tus rutas predeterminadas, facilitadas, ágiles y económicas para meterte por caminos desconocidos que te obligarán a estar atento, consumiendo mucho tiempo y energía.

Nosotros creamos nuestra realidad y luego la habitamos, le damos una forma particular y después nos ajustamos a ella. Tanta fuerza le otorgamos a esta construcción, que llegamos a sentir que la realidad es simplemente así, independientemente de lo que pase por nuestra mente. Error: a la mente le interesa *su* realidad, no la Realidad. En ella cree y en base a ella se mueve. El sol giró alrededor de la Tierra durante muchos años y todo se acomodó a esta ley… hasta que dejó de hacerlo. ¡A romper los viejos manuales de instrucciones y a dibujar los nuevos! La Realidad del sol no cambió nunca, pero sí las realidades particulares de las mentes que observaban el fenómeno.

La realidad no es más que un mundo de significados, y eso, siempre, es singular: bloque sobre bloque, experiencia sobre experiencia, explicación sobre explicación. Así escribimos el cuento, así dibujamos el manual… apilando siempre los bloques de la misma manera, reforzando siempre las mismas rutas neurales, la realidad no hará más que repetirse días tras día.

Y el mismo *yo* también

Ahora preparate que vamos a hacer un poco de matemáticas: si la realidad no existe por fuera de quien la mira, entonces la invariabilidad de la realidad depende de la invariabilidad de *yo*. ¿Estás de acuerdo con esta ecuación? Vamos a analizarla juntos…

La realidad no cambia, porque yo no cambia.
La única forma de que la realidad se transforme
es permitiendo que *yo* mute. El único modo de cambiar
el mundo es cambiarnos a nosotros mismos.

El yo, como cualquier otra abstracción, es decir, como cualquier otro objeto que puede aislarse en un acto mental, está compuesto por piezas determinadas: neurológicamente, el yo está construido por una serie de mapas (como lo graficaba en el anterior apartado). Y como la mente se siente cómoda con lo que ya conoce, una vez que el mapa se encuentre sugerido, aunque sea con tenues líneas grises, la tendencia será más reforzar el trazo de esas rutas que modificarlas, apretando el lápiz hasta grabarlas en el papel (Rayuela: Capítulo 11: "El elefante y la ramita: estamos condicionados": 183-192).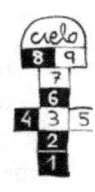

Esta predilección que tiene el cerebro por ratificar y no rectificar explica por qué tendemos siempre a buscar evidencias que justifiquen y fortalezcan nuestro manual de instrucciones para construir la (nuestra) realidad, quitando del medio las dudas, distorsionando e incluso negando hechos que puedan ir en contra. Forzamos a la realidad a encajar en nuestros paquetes pre-armados.

Ahora, ¿quién está detrás de esto? ¿Quién se ve beneficiado en que la realidad tome esta forma particular? *Yo*. Porque esta realidad es la que consolida sus propios mapas: la realidad es importante en tanto encaje con *yo*. Es la que valida los *temas* de *yo*, la que afianza el cuento, sin contradicciones entre el relato de afuera y adentro. La realidad que *yo* construye le calza como un guante: esto siempre es así; no puede ser de otra manera. Así, *yo* se repite cada día, se afianza, se reafirma.

Somos es el mismo que fuimos ayer porque cada día nos copiamos a nosotros mismos, pensando, sintiendo y haciendo de la misma manera que lo hicimos ayer, sin siquiera preguntárnoslo.

Todo esto sucede en ese espacio virtual que llamamos mente, donde pasamos la mayor parte de nuestro tiempo. Encerrados en la azotea, dialogando con nuestros pensamientos, el círculo se refuerza. No somos libres a la hora de escribir nuevas líneas en nuestro cuento, siempre estamos siguiendo las marcas en el papel. Aquello que hoy pensamos, sentimos y hacemos está sujeto a lo que pasó ayer. Hoy es consecuencia de ayer, y por ende, regla de tres simple (¡y dale con las matemáticas!), hoy es la causa de mañana. Y sin tener la más mínima idea de dónde arranca la cadena de cada creencia que hoy sostenemos, simplemente la tomamos por verdadera. ¡Y allá vamos! ¡No me gusta el helado!

> **EJERCICIO · Caminar sobre las huellas de yo**
>
> Buscá un anotador o un block de hojas y un lápiz. Ahora, escribí tu nombre en el centro de la hoja, pero hacelo apretando bien fuerte el lápiz. ¿Listo? Bien. Si nuestra historia es como un libro y el futuro son las hojas en blanco (muchas veces lo pensamos así, ¿no?), entonces quiero que des vuelta la hoja y mires qué pasa con tu futuro. Está marcado. Ya hay líneas claramente sugeridas: tu nombre grabado. Ahora, si apoyás suavemente el lápiz sobre la hoja en blanco y movés la mano con delicadeza, hay muchas más chances de que la mina del lápiz recorra el surco de que se mueva libremente por otros espacios de la hoja. Esto mismo pasa con los mapas neuronales que componen a *yo*.
>
>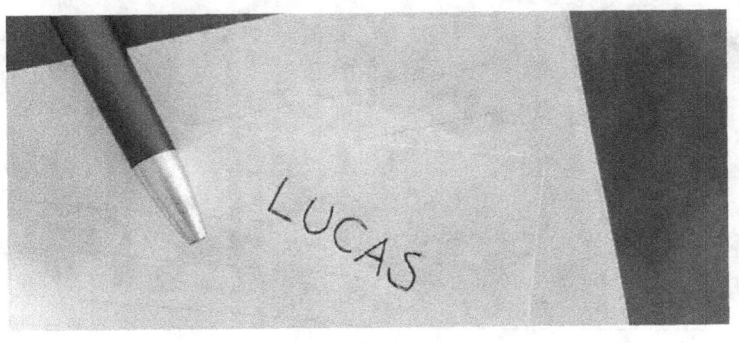

Rutas prediseñadas, caminos sugeridos, condicionamiento mental, consolidación de la identidad, sostenimiento de la coherencia… estos son los motivos por los cuales nos cuesta tanto cambiar. Es que, a esta altura, ¡somos expertos en ser quienes somos! (Rayuela: Capítulo 11: "El elefante y la ramita: estamos condicionados": 192-195).

Nada nos define más que la mirada del otro

Seguimos con las matemáticas, retomando la anterior hipótesis (que ya validamos juntos): la realidad no existe por fuera de quien la mira, por lo que la invariabilidad de la realidad depende de la invariabilidad de *yo*. Dicho de otro modo, si *yo* no cambia, entonces la realidad tampoco lo hará. Ahora, ¿de qué depende la invariabilidad de *yo*? Para desentrañar esta respuesta, empezaremos con un ejercicio mental, ¿estás listo?

EJERCICIO · ¿Quién es Leonel Messi?

¿Messi es el jugador que ganó 5 veces el Balón de Oro (premio al mejor jugador del mundo otorgado por la FIFA) o es el que pateó afuera el penal en la final de la Copa América de 2016? ¿Es el aquel al que no le pueden sacar la pelota todos los europeos juntos o el que la pierde solo en cancha de River? ¿Messi es el que sale sonriendo de la cancha del Barça o el que se retira del campo con la 10 de Argentina con la mirada baja?

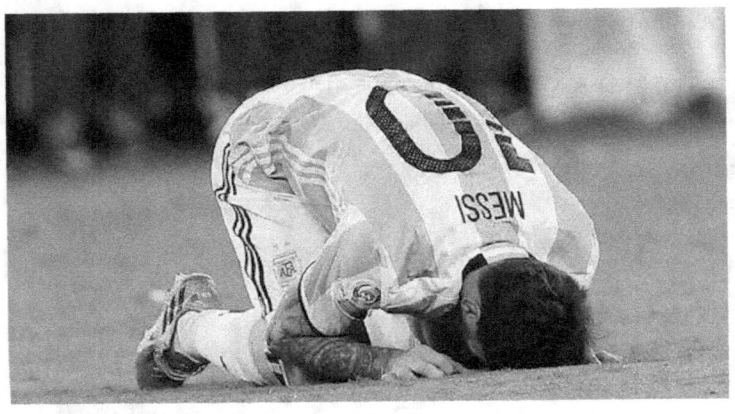

Messi *es* todos esos. Y, a la vez, no *es* ninguno de esos, como si ese *ser* fuera permanente e inmutable. Messi, al igual que vos, cada día es diferente, por ende lo único cierto sería decir que fue aquel, luego ese y ahora este. Pero la observación futbolera apunta a otra cosa, y es a esa reflexión a la que me quiero dedicar: ¿Messi es el que la rompe en el Barça y gana todos los títulos o el que se frustra con la camiseta de Argentina por no poder levantar una sola copa? Bien sabe el *crack* rosarino que un disfraz te cambia: *yo* es completamente distinto con una camiseta u otra. Bah, en realidad, no es la casaca que lleva puesta la que lo cambia… ¿Entonces? No son los colores ni la marca de la ropa, tampoco quiénes lo acompañan en la cancha, ni el estadio lo que hace que Messi disfrute o padezca los partidos, rinda al máximo de su potencial o al mínimo. Son las personas que lo miran y la forma en que lo hacen: eso lo define. Su identidad cambia en función de quienes lo observan (y juzgan): en Barcelona lo adoran, y él responde acorde, en Argentina lo critican, y él falla.

> ***Yo*** **siente, piensa y actúa distinto de acuerdo a quién lo mira**
> **y cómo lo hace. La variabilidad de yo, sea poca o mucha,**
> **depende, ante todo, de la mirada del otro.**

Vamos a dar unos cuantos pasos para atrás, remontándonos al inicio del cuento. Nuestras cualidades (lo que equivale a decir las cualidades de *yo*) se forjan en esa interacción primaria con nuestras figuras de apego. Ahí empezamos a modelarnos, a dar forma a nuestra identidad. Mientras crecemos vamos escribiendo nuestro cuento, condicionados por un contexto en el que sobresalen, casi de manera excluyente, los vínculos primarios. Al principio no hay prácticamente lugar para otra cosa. Te contaba capítulos atrás la vital importancia de establecer estos vínculos, acción posibilitada y sostenida en la capacidad de inferir los estados mentales del otro. Mirándolo buscamos comprenderlo, elaborando inferencias sobre (lo que creemos) que piensa y siente, sus deseos y motivaciones. Y en estas observaciones también encontramos cuál es la expectativa que tiene de nosotros en cada situación particular, por lo que esta mirada no solo aplica al otro, sino que, de manera directa, dice lo que ese otro piensa y siente respecto de mí, qué desea y qué quiere de mí… A esa expectativa buscaremos responder, dado que la viabilidad del vínculo va en esto, y ya dijimos que el vínculo es indispensable. Pertenecer tiene sus privilegios, ¿te acordás? Esto el niño lo sabe (por más que no sea conciente de tal cosa), por lo que irá ajustando sus formas a lo que (cree que) el otro pretende.

> **En el marco de los vínculos que estrechamos en la infancia**
> **no solo nos hacemos una imagen del otro sino también**
> **una de nosotros mismos. Así nace y crece nuestra identidad,**
> **esa impresión subjetiva de ser uno mismo.**

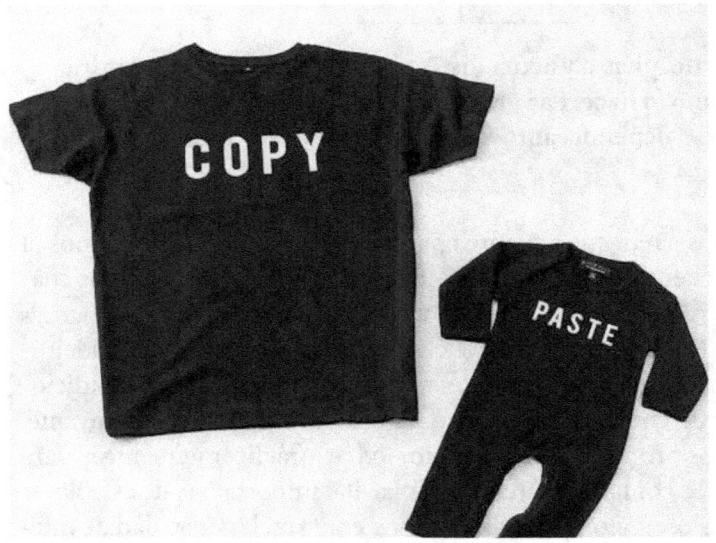

Lo que sucede en ese intercambio, en ese aire que fluye entre las personas con las que compartimos un vínculo fuerte (no cualquier relación), da forma a la experiencia de ser nosotros mismos: *yo*. Al menos en gran parte, nos pensamos desde el otro, nos vemos como el otro nos ve, nos sentimos como el otro nos siente. Es muy difícil separar las aguas, y, en la infancia, es prácticamente imposible, por eso marca y condiciona tanto ese período de la vida. Una parte sustancial de nuestra identidad depende entonces de lo que ocurre en las mentes de los otros significativos: no nos da igual lo que el otro considere sobre nosotros. Y esto nos trae unos cuantos problemas…

EJERCICIO · Indagar con franqueza

Esta vez voy a arrancar, directo a la yugular y sin anestesia. Quiero que te mires en este mismo momento, que tomes alguna situación particular que estés viviendo y respondas con sinceridad lo que te vaya preguntando al respecto. Eso que sentís, ¿es tuyo o es lo que los demás esperan que vos sientas? Eso que decís, ¿es tu opinión verdadera o es lo que los demás esperan que vos digas? Eso que hacés, ¿es lo que tenés ganas de hacer o lo que los demás esperan de tu comportamiento? Esos valores que decís tener, ¿son de verdad tuyos o son copiados para estar en comunión con los demás? Difícil el ejercicio, ¿no?

El modo en que funciona *yo* depende de las personas nos rodean: *yo* responde a la manera en que esas personas están acostumbrados a vernos. Solito el cerebro, detrás de escena, sale a buscar el disfraz que toca para la ocasión. Y se lo pone. Y nosotros ni nos damos cuenta, porque andamos siempre en piloto automático.

Esperamos de Batman que haga lo que siempre hizo: pelear contra los villanos, no robar un banco. Incluso si lo cruzamos en alguna bonita playa del Caribe, no esperamos verlo en maya, relajado tomando un mojito, sino buscando a algún malo para hacer justicia. De Messi no esperamos partidos malos, o que esté cansado o preocupado por algo que le pasa a su hijo menor, esperamos que sea el que siempre deslumbró en el Barça. Si los otros 10 que lo acompañan en la cancha no pegan una, eso no lo contemplamos. No miramos los contextos. Y lo mismo nos pasa y hacemos con nosotros mismos.

En base a nuestras experiencias, vamos construyendo recursos. Luego, esas mismas herramientas las aplicamos en otras situaciones, a pesar de que ni el contexto ni las personas con las que tratamos sean los mismos.

Independientemente de las inevitables variaciones del contexto, vamos con el traje de siempre, ese que un día diseñamos y ya luego no nos pudimos quitar. Condicionados por nuestras vivencias y pendientes de sostener la coherencia, procesamos y respondemos siempre de la misma manera. Si antes fuimos serios, debemos seguir siéndolo. Si antes nos reíamos por cualquier cosa, a seguir haciéndolo. Si antes fuimos responsables y efectivos, a no mostrar la hilacha. Si antes nos mostramos amables y disponibles, no importa el costo, seguiremos ofreciéndonos así. Una vez usamos ese disfraz en tal situación y frente a tal persona y listo: a partir de entonces, *yo* queda condicionado.

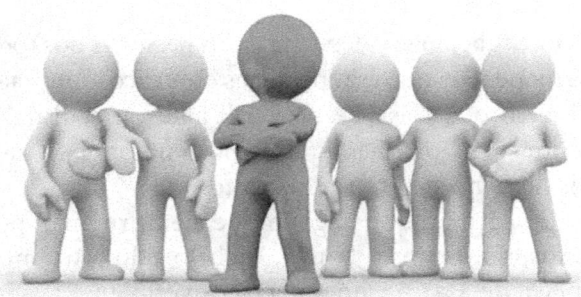

> **EJERCICIO · ¿Te pasó alguna vez?**
>
> ¿Alguna vez te pasó de encontrarte en la calle con una persona que conociste en otro ámbito y que te haya resultado extraño su comportamiento? Quizás la conociste en tu trabajo o en un curso y era de una manera, pero ahora, en otro contexto, su forma de tratarte fue completamente diferente. O quizás te haya pasado a vos mismo, dudando en cómo mostrarte frente a esa persona que siempre viste en un contexto (el consultorio, el tribunal, la cancha o la fábrica) y ahora la cruzás, inesperadamente, en un ámbito completamente diferente.

Las personas con las que estamos son las variables más influyentes a la hora de que *yo* se manifieste. Mucho más que los lugares y otros elementos del entorno. La mirada del otro es la que más nos define. Por esto es tan común observar cómo algunas personas se "mimetizan" con aquellos con quienes frecuentan, opinando de manera similar respecto de determinadas cosas y hasta hablando cada vez más parecido.

Este fenómeno es mucho más fuerte aún en la adolescencia, cuando todavía *yo* no tiene una forma definida: los disfraces vienen y van, es una época de prueba (¡*yo* se la pasa en los vestidores!). Es una instancia en la que se va midiendo ese traje que, finalmente, usará a la salida de la transición. La mirada del grupo de pares es la que más pesa, en ocasiones, más incluso que la de los padres, de quienes toma la referencia pero para ir en contra. Pero esto no es solo cosa de adolescentes…

Los adultos también pasamos por el sastre cada tanto (muchísimo menos de lo que deberíamos), sobre todo en períodos de crisis personal, momentos en los que el traje suele quedar incómodo. Entonces salimos con remera y los demás nos ven "raros"… la mirada del otro inquieta, fastidia: vuelta al traje. Probamos nuevas formas, sacudimos nuestra habitual manera de sentir y pensar… pero el cambio no es sencillo, requiere de mucho trabajo y coraje. En cambio, es muy fácil funcionar de acuerdo a lo que los demás ya conocen de nosotros, responder a nuestro rol habitual en el sistema.

> **EJERCICIO · La magia de viajar**
>
> Insisto con este ejemplo, como ya lo había hecho en "Un juguete… 1". A la hora de viajar, pasan cosas extrañas. Si viajás solo, perdés ese punto de referencia que tanto condiciona, entonces te animás a decir y hacer cosas que nunca te hubieras atrevido a hacer en tu contexto habitual. Porque la ausencia de esas miradas libera, ya no hay a quien cumplirle: yo se relaja y se permite cambiar de disfraz. El lugar, en cambio, no importa tanto; sí es cierto que, mientras más se asemeje el entorno cultural al tuyo, más ajustado funcionarás al traje de siempre. Pero siguen siendo las personas que nos rodean las que aprietan el corset. Por eso, si viajás acompañado, la varita se humedece y la magia no se produce: seguís regulado por la mirada de ese otro que viajó con vos. Berlín, Tokyo y Katmandú no tienen el poder de cambiarte… vos lo tenés.
>
>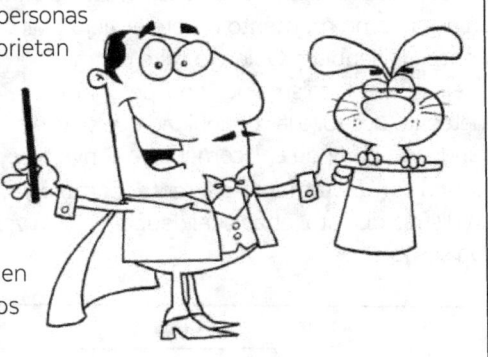

Cambiar la realidad en la que vivimos depende de la posibilidad de transformar a *yo*. Y esto último depende, ante todo, de la chance que tengamos de tomar distancia de lo que el otro espera de nosotros.

———o———

Tengo la impresión de que aquí se esconde ese artilugio matemático que nos puede permitir cerrar la hipótesis… ¿Vos qué creés?

Yo es el contexto

Finalmente, yo *es* el contexto en tanto que nada se da por fuera de él… la realidad misma depende completamente de *yo*: no hay ojos que sepan mirar desatados de su historia y sus consecuentes paquetes de información. Por esto, en algún punto, la realidad y *yo* terminan siendo la misma cosa, inextricables. Estamos condicionados.

> **EJERCICIO · Como en *Breaking bad***
>
> ¿Viste la famosa serie norteamericana *Breaking bad*? Si no lo hiciste aún y te interesa verla, quiero que sepas que no te voy a develar el final ni ningún secreto. La historia comienza cuando a Walter White, el profesor de química que protagoniza la tira, le diagnostican cáncer y le dan un pronóstico de pocos meses de vida. En ese mismo momento muere el viejo Walt… y nace Heisenberg. Quien lo mire distraído creerá que es la misma persona, pero no: un meteorito destrozó la continuidad que se venía dando y, a partir de ahí, comenzó a convertirse en una completamente diferente. Cambió *yo*, un disfraz distinto, otras cualidades… y, esta vez, con sombrero.

Yo **es el contexto en el que transcurre nuestra vida.**
Esa creación invisible que llamamos *yo*
es la que tanto nos condiciona.

Creo que lo vas viendo más claro… pero no lo mandes al carajo. Me explico, no quiero sonar grosero: justamente, el problema es que *yo* está en el carajo, esa suerte de casita ubicada en lo alto del mástil de los grandes barcos de otras épocas. Es desde ahí que se ve todo: todo se mira desde el carajo. Más que mandarlo ahí, procurando castigarlo exponiéndolo a las inclemencias del tiempo (de ahí la común expresión), debemos esforzarnos para sacarlo. Si seguimos molestos con *yo*, porque es él quien nos manda y dirige, sin escuchar nuestra voluntad y deseos, entonces mejor lo mandamos al calabozo a pelar papas, ¿te parece? Y nosotros nos encargamos de agarrar el catalejo para empezar a mirar por nuestros propios ojos.

Finalmente, todo lo que sentimos, pensamos y actuamos, lo hacemos en el marco de ese contexto que es *yo*… ¿lo vas viendo más claro ahora? Mis opiniones son diferentes de las de un vecino porque cada uno mira desde esa atalaya que es su *yo*. Lo que se mueve adentro nuestro frente a una situación determinada está atravesado por las propias formas; distintos serían nuestros sentimientos si fuéramos otra persona. Es una verdad de Perogrullo (calificación que hace honor a ese profeta, mítico o real, que recaía en expresiones evidentes, casi redundantes por su misma simpleza), pero creo que ahora vas a poder sacarle mucho más jugo a esto que suena obvio y tonto. ¿No será entonces que para cambiar la forma de sentir, de pensar y, consecuentemente, de actuar es necesario cambiar este contexto? Claro que sí, si *yo* no cambia, tampoco lo hará nuestra realidad. Pero para es necesario primero poner las contradicciones arriba de la mesa, arriesgar y exponerlas: así, *yo, el coherente* tendrá los días contados. Y entonces, recién ahí, la *zona de confort* va a dejar de ser tan cómoda… un paso ineludible para animarse a salir.

ASÍ PODAMOS EL JARDÍN CEREBRAL

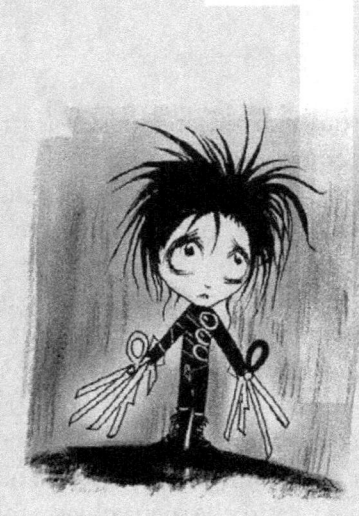

"Las sinapsis se forman en ausencia de cualquier actividad eléctrica. Sin embargo, como hemos visto, la debilitación de la transmisión sináptica durante el desarrollo es vital para el ajuste final de las conexiones."
Mark Bear, Barry Connors y Michael Paradiso, *Neurociencia. La exploración del cerebro*. Wolter Kluwer, Barcelona, 2016.

Mientras tanto...

Este capítulo es un paréntesis entre el anterior y el que sigue. Y lo pongo en el medio, cortando una continuidad que parecía obvia con la intención de que experimentes como sucede todo esto. En el medio de nuestras reflexiones, debajo o por encima de todo lo que vamos sintiendo, con mil cosas pasando alrededor nuestro, las tijeras no se detienen. No hay pausa; no existe un tiempo muerto para podar: se hace andando. Al comenzar el próximo capítulo entenderás que esta reflexión no se coló en el medio, como aprovechando un descuido… sino que este movimiento de tijeras siempre está ahí.

Mientras tanto, sin darnos cuenta de todo lo que está pasando, tijeras de podar en mano, vamos dando forma al jardín cerebral: ser quienes somos tiene un correlato biológico.

El cerebro es plástico, de esto habla ese término que, técnicamente, conocemos como *neuroplasticidad*, propiedad que emerge de un conjunto de mecanismos de ajuste neuronal que sucede, mayormente, en respuesta a nuestras experiencias. Estos movimientos implican tanto cambios estructurales como funcionales. Y si bien a lo largo de toda la vida el sistema nervioso va modificando sus conexiones internas, existen dos momentos en los que la arquitectura cerebral percibe grandes modificaciones. Vamos un poco para atrás, sólo para tomar envión…

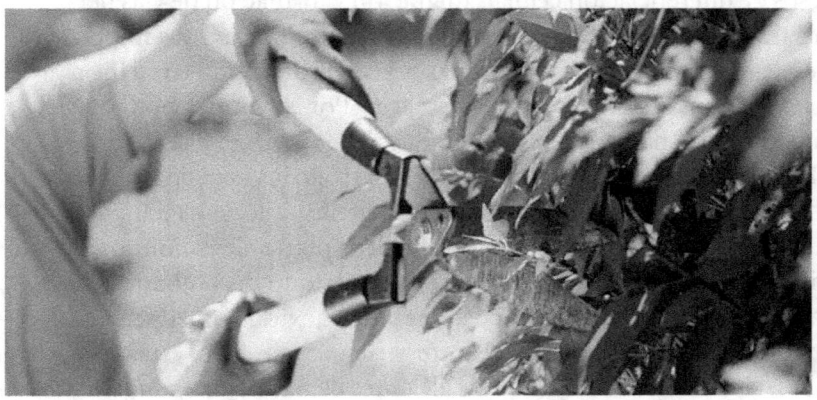

El nacimiento no es la hora cero

La hora cero es, sin dudas, el momento en que el espermatozoide victorioso ingresa al óvulo para, juntos, dar lugar a un nuevo ser. Todo lo que suceda desde ahí va a marcar la vida del niño. Ya a partir de la tercera semana de gestación comienza a desarrollarse el sistema nervioso: lo primero que aparece es una placa alargada de origen ectodérmico (una de las tres capas germinales del embrión), que se denomina placa neural. Esta placa luego se va plegando y uniendo sus bordes, transformándose en un tubo hueco con dos polos abiertos (podés ilustrarlo simplemente plegando una hoja). El primero en cerrarse será el polo anterior, el cefálico, por lo que a los 25 días ya tiene lugar el nudo donde se formará el cerebro. Dos días después se cerrará el otro extremo del tubo, el polo posterior o caudal. El tubo neural da origen a todo el sistema nervioso central, mientras que las crestas que van apareciendo a lo largo del tubo serán los brotes del sistema nervioso periférico. En la parte anterior del tubo se distinguirán tres vesículas que darán origen al cerebro anterior, medio y posterior. A las 5 semanas de vida, el cerebro anterior forma la hipófisis, hipotálamo y epífisis y los hemisferios cerebrales. ¿Sabés cuánto mide esa personita para ese momento? Entre 2 y 5 milímetros… ¡y ya tiene un cerebro! Y la carrera no se detiene nunca: el desarrollo prenatal sucede a una sorprendente velocidad: en el período de máxima proliferación celular, se generan aproximadamente 250.000 neuronas por minuto y 40.000 sinapsis. ¡Sí, leíste bien! ¡Son números increíbles! Además de esta proliferación, hay procesos de diferenciación celular, migración y formación de vías nerviosas, trazándose desde entonces las rutas neurológicas más importantes. Casi la totalidad de las neuronas del cerebro ya están en su lugar y conectadas entre sí mucho antes de nacer. Por eso nunca podemos considerar que el nacimiento sea la hora cero.

Durante estos cruciales 9 meses de desarrollo las necesidades son muchas, empezando por una nutrición suficiente y adecuada por parte de la madre, los controles y cuidados médicos prenatales mínimos, la actividad y el reposo pertinentes para cada período del embarazo, el descanso imprescindible, la impostergable conexión con la persona que está creciendo en la panza, el amor y el cuidado… Sin estas condiciones, el niño se encuentra, ya desde antes de nacer, en un lugar de desventaja por el que tendrá que trabajar fuertemente para superarlo. Cualquier situación estresante que se presente durante esta etapa tiene la posibilidad de actuar sobre el ADN del bebé, empujando a determinados genes a que se activen o no, a que manifiesten o no: este es el foco de estudio la *epigenética*.

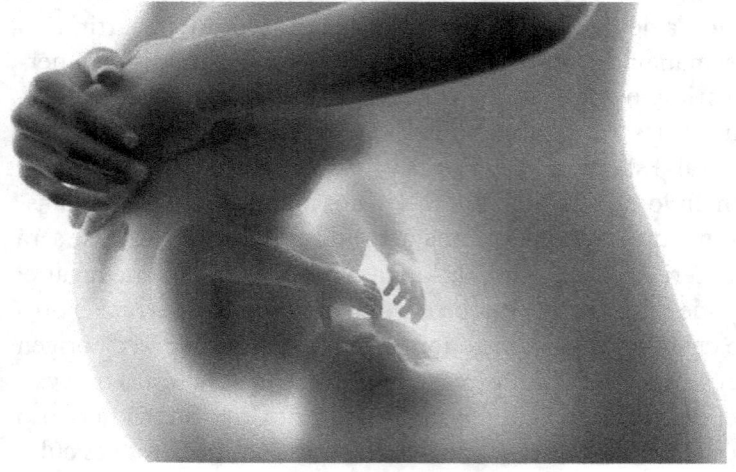

La primera *poda sináptica*

Ya a poco nacer, el cerebro está compuesto por unas 100 mil millones de neuronas, conectándose cada una de ellas con 2.500 más. El cableado está tendido en sobreoferta hasta los 2 o 3 años, alcanzando hasta 15 mil conexiones por cada neurona. ¡Sacá la cuenta de cuántas conexiones hay en el cerebro de un niño! El número de sinapsis en el primer año de vida se incrementa de manera asombrosa, pudiendo tener casi el doble que un adulto. Pero este crecimiento tiene un límite, un cierre que llamamos *poda sináptica*. Se trata de un proceso regulador fisiológico que, en condiciones normales, elimina aquellas conexiones neuronales que vienen siendo poco utilizadas, dañadas o ineficientes a fines de fortalecer las vías que sí resultan útiles y de dejar un margen que asegure la disponibilidad para generar nuevas conexiones importantes. En la primera infancia este recorte se realiza a gran escala.

La *poda sináptica* representa entonces el efecto del aprendizaje, un proceso delicado y complejo en el que intervienen tanto factores biológicos como ambientales.

NEUROCIENCIAS · Hormonas y uso

Existen tres modelos que explican este fenómeno: la degeneración, la retracción o la excreción del axón. Si bien no se conocen los mecanismos moleculares precisos que participan en cada modelo, en todos los casos la poda sináptica se produce por la eliminación del axón que participaba de esa conexión que el sistema consideró prescindible. Las conclusiones preliminares sugieren que la magnitud de la actividad neuronal (dependiente del uso) tiene un papel importante en la poda a pequeña escala, mientras que las hormonas cumplen un rol relevante en las modificaciones sinápticas a gran escala.

Del mismo modo que un jardinero comienza a trabajar en el jardín, podando todo aquello que no sirve o estéticamente queda fuera de lugar, el cerebro empieza a quitar aquellas sinapsis que no tienen utilidad. Sólo en el menor de los casos este recorte implica la muerte de una neurona, dado que su base es la retracción de las conexiones que no son eficientes. De esta manera, a partir de los 3 años se pierden alrededor de 20 mil millones de conexiones por día, prolongándose este trabajo, aunque con menor magnitud, hasta la adolescencia… momento de otra gran poda.

¿Quién es el jardinero?

De niños, nuestro organismo está preparado y receptivo para aprender, por eso dispone de este cableado que se muestra en sobreoferta. La primera infancia es un período de notable maduración, crecimiento y desarrollo neurológico: allí se aprenden habilidades que nos acompañarán, para bien o para mal, toda nuestra vida. En cambio, los recursos que no se hayan estimulado y adquirido quedarán postergados, pendientes, encendiéndose la advertencia de que luego será más difícil y costoso desarrollar esas capacidades. Sería algo así como pagar con importantes recargos o moras por haber pasado las fechas de vencimiento.

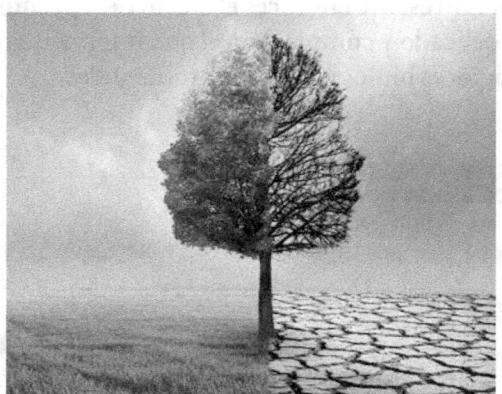

EJERCICIO · Lo que no se hizo en la infancia…

De grandes nos damos cuenta de algunas cosas, por eso tantas veces recordamos lo que hacíamos y lo que no de niños, lo que nuestros padres fortalecieron y también lo que no apuntalaron. ¿Cuáles son las capacidades o recursos que creés que no fueron trabajadas en tu infancia y que hoy te hacen renegar? 🤨 Sin rencor, sin buscar echar culpas… de nada sirve eso.

El cambio del cerebro en los primeros años de vida es fundamental, dado que allí se guardan las rutas neurales que más se usan y se descartan aquellas que no han sido reforzadas por las experiencias. Esta selección es el correlato biológico de *yo*. Ahora… ¿quién es el jardinero?

> **El jardinero del cerebro es su dueño, nadie más.
> Siendo inobjetable que hemos sido asistidos a la hora
> de cortar las ramas de estos pequeños arbustos neuronales,
> cada uno hizo y hace sus propios recortes.**

Del mismo modo que cuando éramos niños no nos daban las tijeras cuando queríamos cortar papelitos para hacer un *collage* en el jardín, tampoco dispusimos de este peligroso instrumento para podar. Quiero decir, el chico no se encuentra solo a la hora de hacer sus recortes neuronales, sino que lo hace de la mano de otras personas significativas (¡qué responsabilidad la de los padres!). Y entonces se dan los recortes, siempre influidos por las experiencias que el niño va viviendo: aprendemos haciendo. Y dentro de esta gran bolsa que denominamos experiencias, los vínculos tienen un lugar sobresaliente. En la gran mayoría de los casos son los padres (o el adulto que ocupe su lugar) quienes asisten, enseñando cuáles son los mejores caminos, los recursos más valiosos, los valores elegibles, los aprendizajes importantes… o, quizás, los que para ellos son los mejores.

La segunda *poda sináptica*

La adolescencia es un período de crucial importancia para la definición de ciertos recursos de la personalidad. Como desde el mismísimo inicio, aquí se entrelaza lo que traemos biológicamente (temperamento) con las experiencias que nos tocan vivir, el ambiente, el contexto (carácter): el modelado de la personalidad depende entonces de ambas cosas. Hoy, el universo de la epigenética echa claridad a este asunto, explicando cómo los genes se expresan de acuerdo a los estímulos que el entorno provea.

El trabajo del jardinero nunca se detuvo desde el arranque, pero sí mermó mucho tras la primera poda. Durante la adolescencia la labor vuelve a ser ardua, siendo esta segunda poda neuronal la que termina de dar forma al jardín cerebral, a la configuración de los mapas, a la disposición de las rutas neuronales. Lo que haya servido hasta acá, sin consideraciones de bueno o malo, sino útil (lo que haya funcionado), será guardado y reforzado; lo que no, a la bolsa negra, como cuando se corta el césped.

La segunda poda neuronal es más prolongada que la anterior y puede extenderse desde el inicio de la pubertad hasta finalizada la adolescencia, tiempos de la madurez temprana.

Y, si bien pareciera que en algunos casos la adolescencia se prolonga hasta los 40 años 😵, no sucede así a nivel cerebral. Hacia los 20, o poco más, esta poda va concluyendo. Es en esta etapa de la vida en la que se desarrolla fuertemente el pensamiento abstracto, por lo que el cerebro puede entonces elaborar razonamientos más profundos, desafiar verdades construidas hasta este momento, formular nuevas hipótesis y ponerlas a prueba. El interés científico de la mente comienza a ganar vigor, fundándose entonces los cimientos del pensamiento maduro.

NEUROCIENCIAS · Ecualizar la corteza

El desarrollo de la corteza prefrontal es quizás uno de los procesos más relevantes en esta segunda poda. Por esto, al ganar fuerza el cerebro racional se equilibra ese desajuste tan propio de la adolescencia en el que reina el descontrol de impulsos. En esta etapa se afina la comunicación entre la primera y segunda capa cerebral con la tercera, la que actúa como freno inhibitorio. El sistema de recompensa, tan activo e influyente en el cerebro adolescente, de a poco comienza a atemperarse, mejorando esa miopía selectiva que impide la valoración de los riesgos en virtud de las potenciales gratificaciones. Las emociones y los afectos, tan inestables durante esta etapa, van ganando equilibrio con el paso de los años, así como la irritabilidad y la hipersensibilidad van abriendo paso a estados más sólidos frente al embate de las variaciones del ambiente.

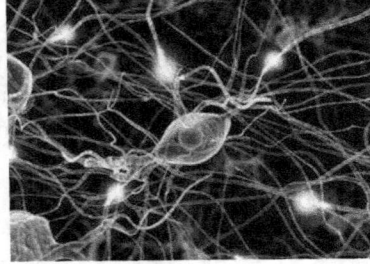

Asimismo, mientras más se avanza a la edad adulta, el cerebro se va especializando en determinadas tareas. El músico estará podando el jardín de acuerdo a las necesidades de su arte, afinando el oído, la percepción musical, la motricidad fina, la lectura de pentagramas... El estudiante de ingeniería hará lo propio, y también el zapatero... Así, la máquina se permite mayor calidad en detrimento de la cantidad: mientras el niño aprende muchas cosas y muy rápido, el adulto va profundizando y ganando en complejidad pero estrechando el foco. Del mismo modo, *yo* está abierto en la infancia a probarse un montón de disfraces, mientras en la adolescencia se pone más selectivo y en la adultez ya ni considera un cambio de traje.

Son varias las diferencias entre el primer modelado y éste, y si bien no es materia de este libro profundizar demasiado, sí quiero destacar una: mientras que el niño toma sin críticas lo que los padres dicen y se ajusta, el adolescente se muestra desafiante. El mundo ya no está encerrado en el propio hogar, y los padres distan, mucho, de ser dioses que lo saben todo. En ocasiones, más que ser los referentes, pasan a ser la imagen de lo que quieren evitar (uno de los reflejos exagerados e irracionales propios de esta etapa). El adolescente sale del corralito y observa, compara y advierte las contradicciones... y las señala. Ahora quiere ser el único que toca las tijeras de podar, mientras los padres siguen ofreciéndose como asesores (y está bien que así sea, sin imposiciones). Difícil momento para uno y para otros.

EJERCICIO · "(...) los que para ellos son los mejores"

Llegamos a la adolescencia y la oración que cerraba el anterior apartado comienza a sonar diferente. En la poda de la primera infancia los recortes tienen la inevitable impronta de los padres, dado que ellos asisten señalando cuáles son "los mejores caminos, los recursos más valiosos, los valores elegibles, los aprendizajes importantes... o, quizás, los que para ellos son los mejores." Pero en la adolescencia las cosas cambian, dado que, por ley natural, se trata del momento indicado para cuestionar lo que se había comprado sin revisar demasiado.
¿Recordás haberlo hecho en esa etapa de tu vida? Si no lo hiciste entonces, ¡dale ahora! ¿Elegís hoy la forma de vincularte que te enseñaron? ¿Elegís hoy esos valores que te inculcaron? No son tuyos sólo por estar ahí, por haber sido preservados en las podas. ¡Son tuyos sólo si los elegís! Ahora podés extender esta misma revisión a todos tus aprendizajes.

Y... ¿ahora qué?

Te contaba en el arranque del capítulo que al nacer el cerebro está conformado por unas 100 mil millones de neuronas, mientras que en el de un adulto el número promedia unas 85 mil millones. No me es sencillo tomar dimensión de esos números que tienen tantos ceros. ¡Es que son tan grandes! Me dicen mil millones o dos mil millones y ambos me parecen igual de mucho. Más allá de aquello a lo que estén haciendo referencia, se me hace demasiado y sigo leyendo sin detenerme. Por eso aquí voy a hacer una pausa.

> **EJERCICIO · Un poco de *home banking***
>
> Para ilustrar mejor lo que pasa en el cerebro te propongo la siguiente imagen. Vamos a suponer que hoy tenés 100 mil millones de pesos en tu cuenta bancaria (¡nada mal, eh!). Después de un determinado tiempo volvés a entrar al *home banking* y te informan que tu cuenta bajó a 85 mil millones. ¿Qué pasó con los 15 mil millones que faltan? Te lo preguntarías, ¿no? Bien, ahora que dimensionamos mejor el número, te voy a contar qué pasó con la cuenta bancaria de tu cerebro.
>
>

El cerebro adulto es el resultado de sus experiencias: lo que entendió que era útil, lo guardó, al mismo tiempo que eliminó lo que no servía o no era eficiente. Todo lo vivido influyó a la hora de podar el jardín, trabajando a destajo en esos momentos que distinguimos como cruciales, la primera infancia y la adolescencia. 15 mil millones de neuronas y una cantidad impresionante de conexiones fueron recortadas en los tiempos en los que la sobreoferta fue reemplazada por una oferta razonable, más específica y eficiente. Eso es lo que pasó.

Ahora, querido adulto, ya no nos quedan por atravesar podas a gran escala; sólo restan recortes de muchísima menor magnitud, limitada a procesos de aprendizaje dependientes del uso. A partir de ahora, el mecanismo que rige es aquel que conocemos como *competencia neuronal*.

Nuestro jardín cerebral es el resultado de lo que pudimos hacer con las tijeras. Como todo lo que está en el pasado, pisado. Guste o no. Pero si miramos adelante, todavía, tenemos mucho para hacer.

Finalmente, somos expertos en ser quienes somos, simplemente, porque así podamos nuestro jardín. Y si bien las grandes tijereteadas quedaron atrás, nada ni nadie puede impedir que le demos otra forma. ¿Es fácil? Claro que no; para ello, es necesario esforzarse, exponerse y arriesgar; es necesario salir de la *zona de confort*.

INCÓMODOS EN LA ZONA DE CONFORT

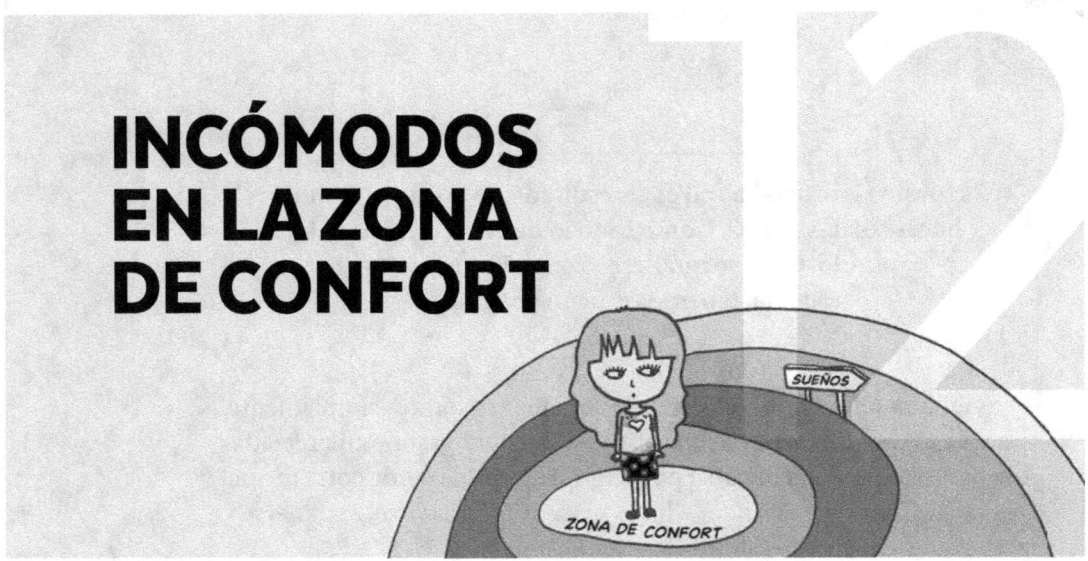

> "A decir verdad, no puedo imaginarme que alguien diga «soy débil» y siga siéndolo. Si uno lo sabe, ¿por qué no combatirlo, por qué no adiestrar su propio carácter? La respuesta fue: «¡Es que es mucho más fácil así!». La respuesta me desanimó un poco. ¿Más fácil? ¿Acaso una vida comodona y engañosa equivale a una vida fácil?"
> ANA FRANK, *Diario*. Ave Fénix 2000.

¡Procrastinadores hasta la médula!

Estoy seguro de que habrás escuchado alguna vez esta palabra, e incluso quizás hasta la hayas usado en más de una ocasión. Pero, ¿de qué se trata esto de procrastinar? Y ¿cuál es la incidencia que este verbo puede tener en nuestra vida?

Vamos a empezar, al estilo de los eruditos (aunque no sea mi caso), con su ascendencia etimológica: procrastinar es un término que proviene del latín *pro* (adelante) y *crastinus* (referente al futuro). Pero como esto no aclara demasiado, mejor voy a echar mano a la definición que nos entrega el moderno libro gordo de Petete… por supuesto que me refiero a Wikipedia: "la acción o hábito de retrasar actividades o situaciones que deben atenderse, sustituyéndolas por otras situaciones más agradables". Ya puedo escucharte… –¡Ah! ¿Eso era? ¡Entonces yo también soy un procrastinador!–. Y quizás sí lo seas pero, mejor, vamos despacio, no te apresures.

Empecemos haciendo una clasificación caserita, una que, aunque muy simple, nos va a revelar algunos matices: existe el *procrastinador eventual*, aquel que alguna vez demora una situación en particular por alguna circunstancia o justificativo concreto, y el *procrastinador crónico*, una suerte de máquina de postergar, encontrando motivos constantes para evitar variados momentos por los que no quiere pasar. Quizás valga empezar por ponernos de acuerdo en que el procrastinador "de libro" es solamente el segundo. A éste le dedico estas páginas. En esta parada, quizás ya te hayas podido bajar del tren… ¡qué alivio! O no. De una manera u otra, avancemos, porque si no es a vos mismo, seguro podrás ayudar a algún otro con lo que le pasa.

Las causas más comunes de la procrastinación crónica son tres: la permanente aparición de "urgencias" por resolver, la búsqueda de garantías para definir la ejecución plan y la evitación de una situación que se anticipa como difícil o dolorosa.

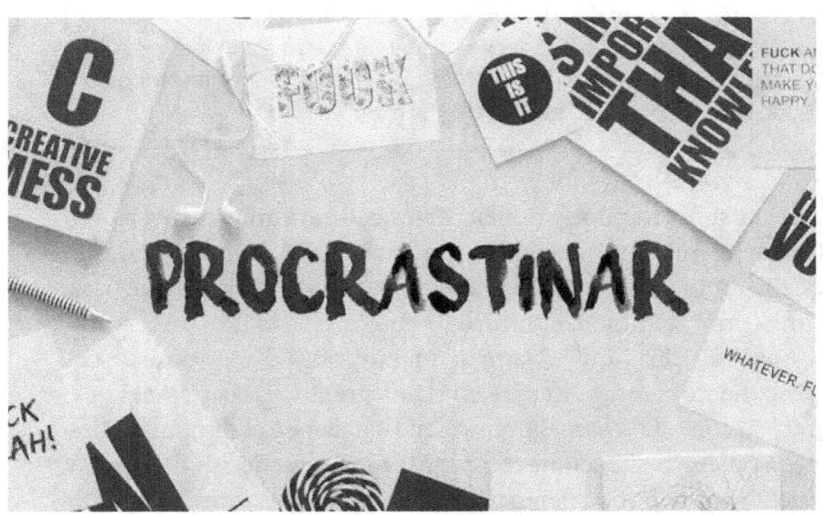

Postergar lo importante en función de resolver primero lo urgente. Muchas veces pareciera que la procrastinación es la simple consecuencia de colocar en segundo lugar lo importante para poner primero lo urgente. Y lo apremiante es, llamativamente, lo cotidiano. Porque nadie dudaría en que hoy no es momento de empezar un taller de pintura al óleo si un hijo está internado en el hospital… no son justamente esas urgencias a las que aquí me refiero. Por el contrario, son esas situaciones de todos los días las que nos apuran, por lo que terminamos dedicándonos a eso con la sensación de que no podemos empezar o sostener esa actividad que tanto nos interesa. Así, vamos detrás de lo que urge difiriendo o aplazando aquello que es relevante. Nunca hay tiempo… ¿será así de cierto?

> **EJERCICIO**
>
> Si encontrás en tu vida este modelo de procrastinación, te voy a pedir que, excepcionalmente, en el marco del recorrido que venís haciendo con este libro, uno de estos días te regales 2 hs. para hacer eso que hace bastante tiempo tenés ganas de hacer. Claro, para encontrar estos minutos, tendrás que sacrificar alguna otra actividad… ¡Animate! Vas a ver que detrás de la presunta urgencia (cotidiana) no cancelada no pasa nada. Un día que no acomodes la casa exactamente como te gusta no va a hacer que se venga abajo. Un día que trabajes 10 horas en vez de 11 no hará que no llegues a fin de mes. Un rato que te tomes para vos no te convertirá en un mal padre o madre… Por el contrario, en todos los casos, cuando te sientas satisfecho por haberte dado el rato para eso que tanto te gusta y hace bien, tendrás quizás algo menos de tiempo disponible para lo demás, pero de mucha mejor calidad.

Actuar sólo cuando se tienen certezas o garantías respecto del resultado. Sabemos muy bien que a la mente no le gusta la incertidumbre, que siempre quiere saberlo todo para poder controlar lo que pasa en el presente y, también, el futuro (Rayuela: Capítulo 13: "Presos en un reloj de arena": 211-219). Aquí la trampa: son muy pocas las veces que estamos plenamente seguros de cuál será el final frente a las decisiones que tomamos, o con qué cosas tendremos que batallar en el camino. Podemos prever algunas situaciones posteriores a nuestra decisión, pero no más. Incluso las que anticipemos quizás no se den, y sí otras, mejores o peores. Cuando decidimos lo hacemos revisando tantas variables como es humanamente posible, como lo hace un jugador de póker, pero no sabemos si el destino se guarda un as en la manga y tampoco si lo va a mostrar. No hay garantías, no hay certezas. Cuanto mucho, una probabilidad mediana o alta de que las cosas se den como las planeamos… la garantía matemática del 100% antes de actuar no existe.

> **EJERCICIO**
>
> ¿Te suena este modelo de procrastinación? Es bastante común en las personas más perfeccionistas y exigentes… como todo tiene que salir perfecto, entonces es mucho más difícil lanzarse. Sin garantías, pareciera mejor quedarse en el molde. ¡De ninguna manera! Si ya encontraste alguna situación particular que responda a este mecanismo, sólo es necesario que le pongas punto a la rumiación mental ✋ y que lo hagas.

Evitar pasar por una situación que se anticipa difícil, molesta o dolorosa. En la gran mayoría de los casos, el motor que subyace a la procrastinación es evitar pasar por un momento que nos cuesta; se trata de retrasar o inhibir voluntariamente una respuesta para esquivar una situación que anticipamos como cargada de dificultad y malestar. Incluso cuando las causas de esta demora parecieran encajar en los anteriores apartados, es común que la razón de fondo, la más sincera, sea ésta.

> **EJERCICIO**
>
> ¿Querés revisar los ejemplos que habías encontrado antes? ¿No será que este motivo, evitar pasar por una situación que se anticipa difícil, molesta o dolorosa, está debajo del anterior? Si no estás seguro todavía, tomate un segundo para pensarlo… y cuando creas haber llegado a la justificación última, por favor, hacete una pregunta más, porque detrás de esa se suele ocultar el motivo verdadero, aquello que te cuesta enfrentar. ¿Qué será aquello a lo que le temés? Quizás puedas trabajar para armarte y encararlo de una vez. ✊

Nadie tiene ganas de pasar por situaciones difíciles, eso es seguro, y por eso tantas veces evitamos ir a la milonga. Pero si detrás de esos momentos difíciles se encuentran nuestros valores o nuestros deseos, entonces la renuncia es de verdad muy cara.

Me gusta pensar la procrastinación como una garúa fina pero incesante: no moja de inmediato ni ahoga, pero molesta… y no se va, está ahí, siempre presente. El conflicto pesa en la cabeza, permanentemente; sabemos que allí hay un dilema, un problema por resolver, y que no nos estamos ocupando o que no nos estamos animando a definir y ejecutar. Animarse implica juntar coraje, respirar hondo y atravesar el temporal: lluvia, truenos, relámpagos, miedo, enojos, angustia, dolor... animarse es salir de la zona de confort.

¿Qué es la famosa zona de confort?

La zona de confort es un estado mental, un refugio en el que nos sentimos cómodos y seguros. En ese sitio conocemos cada rincón, todo nos resulta familiar. Ahí tenemos todo bajo control; no hay situaciones novedosas que puedan amenazarnos. Se trata de un espacio protegido en el que sabemos caminar sin mayores sobresaltos.

> **NEUROCIENCIAS · El cerebro, su esposa y vos, su amante**
>
> El *señor Cerebro* está casado con la *señora Seguridad*, con quien vive en la *Zona de confort*, hasta que la muerte los separe; es conveniente tenerlo presente. Si vos creías que esa masa apelotonada en tu cráneo te debía fidelidad, quiero que sepas que no es así. La *señora Seguridad* es la única que sabe hacer que el *señor Cerebro* se relaje, que se tranquilice; es su cable a tierra. Vos (no tu mente, equivalente en este juego al cerebro), en cambio, tendés a desafiarlo, a proponerle actividades que lo sacan de su amada seguridad. Cada vez que empujás al *señor Cerebro* a una situación que lo saca de lo familiar, le demandás un nivel de atención altísimo, un esfuerzo y un consumo de recursos enormes. ¿Para qué todo este desgaste cuando él sólo pretende a su amada? Ella le da confort y eso es lo que él más valora; no olvides que al *señor Cerebro* sólo le importa sobrevivir y mejorar sus chances de adaptación, para esto fue evolucionando, muy despacio, con el correr de millones de años. Vos sos su amante, el que lo desafiás permanentemente, el que lo exponés a riesgos, el que lo sacás de su lugar de resguardo.

No estoy haciendo juicios de valor: no digo que sea mejor siempre arriesgar, ni tampoco que descansar en un lugar de resguardo sea ventajoso. No digo que caminar sin sobresaltos sea la mejor elección, tampoco que ir por la vida empujando nuestros límites sea la vía regia. Por ahora, me interesa que nos pongamos de acuerdo en una cosa...

A nuestro cerebro (~a nuestra mente) le gusta lo familiar, lo que conocemos y sentimos seguro, lo que manejamos con pericia y sin incertidumbre.

Y no lo hace por perezoso, lo hace por conservador, por amarrete y por cobarde (¡uy, lo maté!). 👋 Conservador porque siempre prefiere mantener el *statu quo*, amarrete porque siempre prioriza la eficiencia de los circuitos que ya conoce, marchando aprisa y con poco gasto, y cobarde porque siempre privilegia mantenerse a salvo. El cerebro no quiere arriesgar, no quiere salir de sus lugares seguros, no busca el cambio. Por esto, cada vez que busquemos levantarnos del sillón, el sistema va a trabajar de una manera tan veloz y automática que, sin que nos demos cuenta, nos dejará la cola pegada al almohadón.

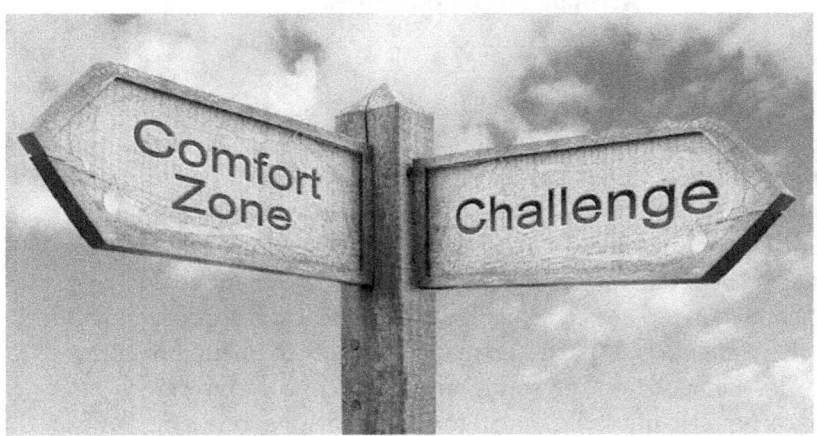

Si es confortable, ¿por qué salir?

Ahora, si la zona de confort es cómoda, ¿por qué todos sugieren que salgamos de ahí? Porque, a diferencia del sillón en el que solemos echarnos para leer un libro, este espacio confortable puede ser muy peligroso. Aquí reside el núcleo de esta paradoja: la zona de confort, finalmente, no es tan cómoda como parece.

> **EJERCICIO · Tu zona de confort (I)**
>
> ¿Podés encontrar alguna situación actual en la que te veas atrincherado en tu zona de confort? Quizás en tu trabajo te toca hacer cosas que no te gustan o que no están a la altura de tus expectativas pero no te animás a dejarlo para buscar otra cosa. O en la pareja, aceptando cláusulas con las que no estás de acuerdo o repetidos momentos que no te hacen sentir bien pero no querés generar discusiones o inestabilidad. Ahora, ¿podés notar que no estás "súper cómodo" en ese lugar?

Entre los almohadones de la zona de confort se esconden la falta de estímulos o desafíos, el estancamiento y el empobrecimiento. También un cierto monto de tedio, frustración, malestar y sufrimiento. Al final, tan cómoda no es…

A pesar de esto, el cerebro la elige: es que este sitio lo conoce bien… el otro, no. Puede ser que haya algo de malestar, pero ya es familiar y, sobre todo, tolerable. Se trata de esas cosas no gratas a las que ya estamos acostumbrados. Lo otro, lo novedoso, es un riesgo que el cerebro conservador no quiere correr. Siempre gobernado por los refranes populares "más vale malo conocido que bueno por conocer" y "más vale pájaro en mano que cien volando", su tendencia es a quedarse con el "malo conocido", el "pájaro en mano". Es que "lo bueno por conocer" o "los cien volando" no son garantía, y además corren el foco a lo que más cuesta, lo que realmente frena: las situaciones que tendríamos que vivir para alcanzarlos. Este es el nudo de la madeja, el motivo por el cual quedamos atorados en el sillón.

> **EJERCICIO · Tu zona de confort (II)**
>
> Volvamos a traer a tu mente esa situación que convocaste en el ejercicio anterior. Ya tomaste contacto con el malestar que te trae estar sentado ahí, así que ahora es turno de imaginar el que tocaría si la enfrentaras. Lo que tendrías que atravesar para, finalmente, salir de ese lugar. ¿Te das cuenta por qué elegís quedarte en el sillón? 😒

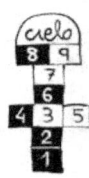El territorio a ganar es, por ley, desconocido: pura incertidumbre. Y si algo va a anticipar la mente dentro del abanico de cosas que pudieran suceder en un terreno nuevo, es lo amenazante, lo peligroso, lo doloroso. Ya sabés que es ahí donde siempre pone el foco, porque **para esto fue diseñada** (Rayuela: Capítulo 3: "¡Maldito foco! Siempre apuntando a lo que está mal": 69 a 73). Eso sí, vale advertir que, a la hora de anticipar, algunas son más benignas que otras (lo veremos a fondo en el próximo capítulo): no son pocas las veces que es nuestra propia mente la que pone las trabas, devaluando los propios recursos y agigantando el tamaño de la situación a afrontar. Así, cada paso se convierte en un desafío que asoma inalcanzable.

Quedamos trabados en la zona de confort por la actuación de nuestra propia mente: allí se levantan los muros más altos, los límites más duros de sobrepasar.

Los cambios que se van presentando en cada área de nuestra vida exigen que nos movamos, y eso implica muchas veces que tengamos que salir de la trinchera. Y entonces, en un solo movimiento, quedaremos expuestos, pisando tierras desconocidas, enfrentando nuevas situaciones… en definitiva, asumiendo riesgos. Porque para crecer y alcanzar nuestros objetivos, para caminar de la mano de nuestros propios valores y deseos, hace falta mucha valentía. Y esto implica enfrentar nuestros miedos y dificultades, empujar los límites, desafiarnos a nosotros mismos.

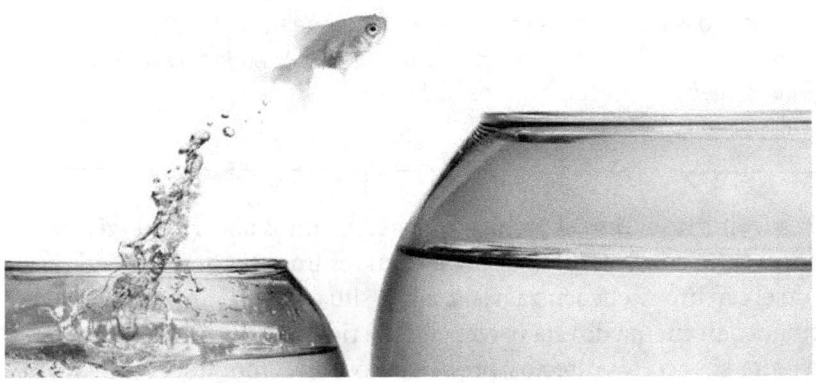

El diablo metiendo la cola...

Es turno de ver qué pasa en la mente cada vez que fantaseamos con salir de la zona de confort. Quizás si ponemos arriba de la mesa cómo funciona este aparato que nos gobierna podamos interrumpir algunos de los mecanismos que nos traen un malestar innecesario.

Si tenés presente las cosas que aprendimos respecto de la utilidad de la memoria, recordarás que aquellas experiencias con un importante peso emocional tienden a guardarse de manera firme debido a esa sociedad funcional que firmaron la amígdala y el hipocampo. Luego, el cerebro debe poder acceder de manera rápida a esas vivencias (recuerdos, en realidad), para tenerlas a mano a la hora de tomar futuras decisiones. Para eso establece una suerte de *accesos directos*: lo mismo que nosotros hacemos en nuestra compu, lo hace el cerebro sin que nos demos cuenta, a fines de facilitar su acceso y evitar demoras cuando lo necesite, esas instancias en las que, justamente, no tenemos tiempo para perder.

> **EJERCICIO · Accesos directos**
>
> En la computadora en la que me encuentro escribiendo en este mismo momento, tengo una carpeta que se llama "Lucas". Ahí, a su vez, unas cuantas carpetas más, entre las que se encuentra una que se llama "Psico". Ese tronco se abre en varias ramas, una de las cuales es "Trabajos", de ahí a "Libros", de ahí a "Un juguete 2". Mirá todo el lío que tengo que hacer para llegar a los archivos que más estoy usando por estos días... Para ganar en practicidad, generé un *acceso directo* que me permite llegar a estos documentos con un solo doble click. ¿No tenés vos estos atajos en tu compu? Hasta acá, solo interesa que entiendas para qué los creás y qué ventajas te traen. Luego, ¿te animás a buscar los *accesos directos* de tu mente? ¿Adónde te llevan? ¿Qué imágenes proyectan en la pantalla, de manera automática y en contra de tu voluntad?

Esa forma de acceso al archivo que necesitamos ahorra energía y trabajo, es más sencilla, rápida y barata... en resumen, es más eficiente. Cuando el cerebro se encuentra frente a una situación que amenaza (las emociones dan cuenta de esta percepción de riesgo), se ponen a disposición todos sus accesos directos, presentándose en el monitor como las respuestas sugeridas, veloces y efectivas. Millones de años de evolución dan cuenta de la efectividad de estas tendencias a la acción predeterminadas, y, en lo individual, la historia misma de cada uno fija su propio marco de respuestas… fenómeno que ilustré en el anterior libro como el *efecto Google de la mente*. En momentos de estrés, entonado el cerebro por las emociones que gobiernan la sangre, estos accesos directos están a flor de piel, o, para ser más precisos, ¡a flor de cerebro! Es por esto que, en tales momentos, es muy difícil que la mente no los clickee… ¡incluso sin nuestro consentimiento! ¡Condicionamiento puro!

Todo el aparato cognitivo girando en torno a un solo objetivo: protegerse. La atención, la percepción, la memoria y el juicio cerrándose sobre una imagen que se muestra imponente, invencible. El diablo metiendo la cola…

NEUROCIENCIAS — El centro de alerta se enciende, los sesgos se hipertrofian

Del sistema límbico depende el tono emocional, y de este tono, como ya vimos, el trabajo de la atención, la percepción, la interpretación de las situaciones que vivimos, nuestras respuestas… Podrías imaginar que al sistema límbico le pasa lo que a un motor exigido: recalienta. Y cuando recalienta, el estado mental se torna más bien negativo, agudizando los sesgos e interpretando todo como dificultoso, riesgoso y dañino. En tales circunstancias, la memoria sólo trae a colación todos aquellos eventos que refuerzan lo que se está sintiendo y pensando, apoyándose en experiencias vividas, aprendidas por imitación o fantaseadas, un círculo vicioso que avisa (y previene) sobre un perjuicio inminente. Técnicamente, lo que sucede es que se activa un giro que llamamos *centro de alerta*, con la participación estelar de grandes artistas como lo son la amígdala, el hipotálamo, la ínsula y el cingulado anterior. Cuando las neuronas de este circuito están menos activas, en cambio, se genera un estado más tranquilo y esperanzado: el cerebro no está focalizado en la percepción de amenaza.

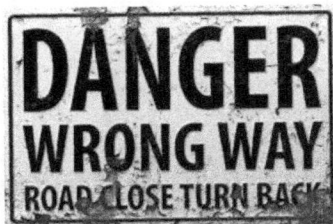

Largo preámbulo para explicar, finalmente, cómo en este embrollo neuronal el diablo termina metiendo la cola. Cada vez que queremos salir de la zona de confort, y en ocasiones con sólo imaginarlo, se enciende el centro de alerta y la percepción de riesgo se agiganta. Aquello que debe enfrentarse se anticipa como muy peligroso, doloroso o emocionalmente intolerable, proyectándose uno o varios finales catastróficos. En tal caso ni siquiera se activa ese *sistema de control* que sabe disminuir la percepción del dolor, cosa que sí sucede cuando la expectativa es positiva. Dejame ilustrar esto último: la cualidad de las expectativas (una simple imagen mental) modifica la jerarquía de las sensaciones tienen lugar. No es igual la percepción del dolor cuando te hacés un tatuaje que deseás mucho que la misma herida en la piel cuando, sin querer, te cortás con una trincheta o una punta de alambre.

En definitiva, más allá de las mil formas que pueda tomar toda esta escena, una cosa es segura: el cerebro no quiere exponerse a peligros; la mente no quiere arriesgar. En la sola anticipación todo se ve tan difícil que la mayoría de las veces volveremos a echarnos en el sillón, refugiándonos en la zona de confort. Al menos, hasta que nos demos cuenta que la felicidad sólo se puede encontrar detrás de esta valla.

OPTIMISTAS, PESIMISTAS Y ALGO MÁS EN EL MEDIO

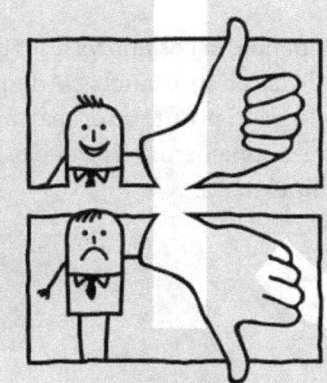

> "Si algo puede salir mal, entonces saldrá mal."
> Arthur Bloch, *La ley de Murphy*. Booket, Madrid, 2008.

Blanco y negro

La mayoría de la gente asume, sin previa reflexión, que es mejor ser optimista que pesimista. Y la verdad es que si hay que elegir una de estas dos opciones polarizadas, me tiraría de cabeza al optimismo, aunque mucho mejor sería encontrar un matiz intermedio: la virtud siempre se encuentra en el equilibrio.

Blanco: el optimista 👍 tiende a esperar que el destino le depare resultados favorables, en un área específica o todas. Siempre cree que, de algún modo, hallará los recursos necesarios para enfrentar los problemas que le toquen. Encuentra los contratiempos como transitorios, e incluso procura aprender del mal trago, transformándolo, al menos en algún sentido, como positivo. Además, cuando asume un mal momento en algún área de su vida, procura reparar en que los otros campos se encuentran limpios, y que la contaminación no afectará todo por igual.

Negro: el pesimista 👎, por su lado, no es justamente de los que esperan que el destino le sirva las mejores cartas, sino todo lo contrario. Como si el universo o la suerte estuvieran empeñados en arruinarle la vida, sólo puede creer que las cosas no andarán bien. Y en lo que de él dependa, la cosa no va a ser diferente, dado que no se siente a la altura de las circunstancias. Además, cuando algo no anda bien, espera que lo malo pronto se desparrame y arruine todo lo demás; las malas noticias son corrosivas y el pesimista no parece tener antídoto para impedir el daño.

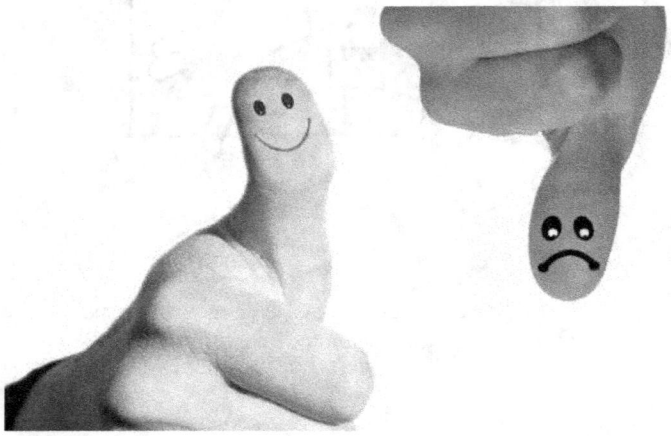

EJERCICIO · ¿De qué lado estás?

Frente a los problemas que se plantean en tu vida, tu primera sensación, ¿es que vas a encontrar una pronta solución o que nunca podrás resolver el escollo? No vale responder que primero deberías conocer el contexto particular en que se presenta la situación y el tipo de problema concreto, porque si algo define esta condición (la de ser optimista o pesimista) es su impresión a priori de cualquier circunstancia. Quiero decir, es una forma de sentir y presentarse frente a las cosas que nos pasan antes de analizarlas con profundidad. Es importante que nos pongamos de acuerdo en esto, sino no vamos a estar tratando el meollo de la cuestión.

Vamos despacio; no tenemos por qué apurarnos. Soy consciente de que, hasta acá dejé muchos puntos sin aclarar ni precisar. Y lo hice adrede, para que la conclusión a la que arribemos llegue sólo al final de esta reflexión.

El simulador mental: anticipar situaciones para prepararse

La mente surgió en algún momento de nuestra evolución con el fin de mejorar nuestra capacidad de adaptación, esto ya lo repasamos en anteriores capítulos. Al aprender a proyectar y manipular imágenes en su pantalla, nos permitió salir del presente inmediato para anticipar situaciones futuras. Y entonces, considerando los distintos derroteros que podrían tocar en suerte, prepararnos. Aquí es donde la particular ecualización que tenga la mente, optimista o pesimista, cambia mucho las cosas.

Te contaba en *Un juguete llamado mente. Podés vivir mejor* que la mente es como un simulador de vuelos, esa máquina en la que el piloto va enfrentando distintos problemas para ensayar posibles soluciones. De esta forma, todo en un mundo virtual, el piloto va armándose para situaciones que en algún momento podría tener que enfrentar. De otro modo, si tuviera que debutar en la realidad con la explosión de uno de los motores, quizás no tendría los conocimientos o recursos necesarios para salir vivo. La mente tiene la misma función que el aparato simulador, proponiendo problemas posibles y probando distintos caminos de resolución… todo en su pantalla, antes de que suceda en la vida real.

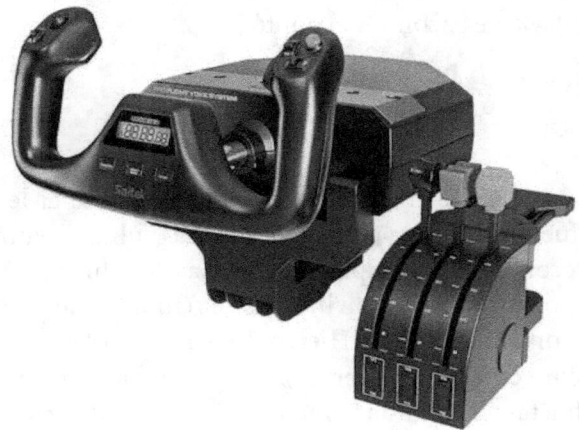

De esto se trata la máquina de anticipar, el simulador: un buscador de situaciones que tienen chances (más o menos) concretas de suceder con el fin de armarse para, cuando toquen, enfrentarlas del mejor modo posible.

> **EJERCICIO · Volver al futuro**
>
> ¿Pasás mucho tiempo fantaseando sobre el futuro? Y al hacerlo, ¿son más las veces que imaginás circunstancias problemáticas o escenarios de calma? ¿Cómo funciona tu máquina de anticipar?

El pesimista está hiper-enfocado en todo aquello que puede salir mal; nunca se baja del simulador y siempre está ensayando maniobras para los peores finales posibles. Se la pasa en el simulador, preparándose para todo tipo de complicación… ¡Está ahí 23 horas por día! Por esto mismo, en el eventual caso de que alguna de esas catástrofes sucedan, podría estar mejor preparado que quien nunca las consideró. Del otro lado está el optimista, quien, confiado en que nada malo va a suceder o que, de pasar, encontrará la forma de resolver del problema, no cumplió siquiera treinta minutos en el simulador. Entre estas dos caricaturas (exageradas adrede, es parte del juego), ¿qué piloto elegís para que conduzca el avión que te lleva a tu destino de vacaciones?

Quizás en este juego hayas encontrado un punto a favor del pesimista, uno que antes no habías considerado. Pero no nos apresuremos, estamos lejos todavía de encontrar el punto justo.

La bola de cristal

La bola de cristal tiene una historia larga y encriptada. La lectura de los cristales fue una práctica común en muchas culturas, entre las que podemos reconocer a los egipcios, los persas, los chinos y otros, pero su uso como herramienta adivinatoria se remonta a los druidas celtas que vivieron en la Edad de Hierro. En su caso solían preferir un cristal de color verde mar (el berilio) que pulían para mejorar sus propiedades refractantes… ¡hasta llegar a darle la forma de una esfera! Luego, era cuestión de entrar en una especie de trance y las verdades no sólo sobre el futuro, sino sobre el pasado y el presente también, se revelarían al vidente. La historia de esta bola logró sobrevivir la época de las hogueras, no así la mayoría de los clarividentes que la usaban; 😨 por esto, al día de hoy este objeto se sigue utilizando para "ver" lo que pasará.

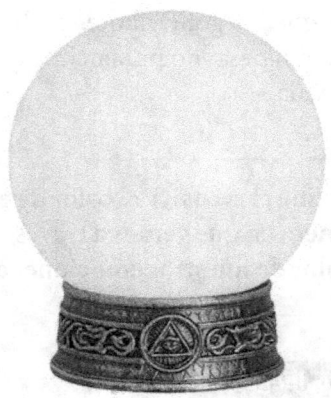

¿Qué tiene que ver esto con el optimismo y el pesimismo? Si la mente es un simulador, importa, y mucho, el cristal a través del cual pretendemos mirar ese futuro siempre velado. El "color" del vidrio va a incidir en el resultado de aquello que buscamos prever o anticipar: ese tono, en la mente, es dado de manera principal por las emociones.

> **EJERCICIO · Tu tono**
>
> Si bien a lo largo de la vida nadie deja de conocer en primera persona la totalidad de las emociones (sorpresa, alegría, tristeza, ira, vergüenza, asco, ansiedad y miedo), cada uno tiene una o un par que son predominantes, emociones que saben aparecer con mayor frecuencia y fuerza. Esas suelen conformar un *tono emocional preponderante* en el que cada uno sabe reconocerse. En este ejercicio quiero que busques, primero, cuál es tu tono emocional. Luego, que observes si ese tono, el que tiñe tu bola de cristal, influye en tu forma de anticipar las situaciones que podrían suceder en el futuro.

Hay una relación absolutamente estrecha entre lo que sentimos y la manera en que anticipamos lo que vendrá. Sobran los ejemplos cotidianos para ilustrarlo. Tristes y apesadumbrados por la reciente ruptura de nuestra pareja no hay más previsión que lo difícil que será encarar la vida solo de acá en más (con el acento puesto en "solo" 😭). Eufóricos, con dos goles arriba en el segundo tiempo de la final de la copa del mundo, ya nos vemos abrazando a los amigos con los que estamos mirando el partido y festejando hasta mañana. Frustrados y enojados por las medidas que los gobernantes acaban de tomar no podemos sino ver que seguirán pasando por encima de nuestros derechos y necesidades toda la vida.

El tono emocional tiñe el cristal, y el color de esa lente modifica la manera en que vemos a través suyo: el futuro tiene el color de nuestras emociones actuales.

> **NEUROCIENCIAS · Siento, luego adivino**
>
> El matiz emocional marca el rumbo, señalándole al aparato cognitivo qué debe buscar: de esta manera orienta la atención y la percepción, nutre las interpretaciones y se alimenta de experiencias previas que puedan ir dando forma a la predicción. Y este tono no siempre es consciente... de hecho, me animo a decir que la mayoría de las veces está por fuera de nuestro campo de percepción, pintando la "adivinación" con sus valoraciones automáticas y rígidas. De una manera u otra, la modulación emocional siempre condiciona al cerebro a la hora de significar el presente y de anticipar lo que vendrá, por lo que este resorte, sin dudas, influye en la cualidad de ser optimista o pesimista.

El color de la bola cambia nuestra forma de "ver" el futuro. Pero se trata de una visión poco clara, muy nublada por los matices emocionales. Entonado en un sentimiento, independientemente que sea positivo (más común en el optimista) o negativo (propio del pesimista) el simulador tiende a sobreestimar tanto la intensidad como la duración de aquello que anticipa. Técnicamente esto a esta distorsión se la conoce como *prejuicio de impacto*, una de las formas más comunes de falla (si vale este término) de la máquina de fantasear. Cuando estamos tristes, lo que sigue parece insufrible y perpetuo. Cuando estamos contentos, no podemos creer que esto se vaya a terminar o que pueda virar hacia algo malo. Seguramente, ni lo bueno será tan bueno como el simulador lo muestra, ni lo malo tan malo. Y ni uno ni otro serán eternos. Por mucho que usemos la bola, si no le ponemos un poco de argumento y razón, su falta de transparencia no hará más que darnos previsiones tan imprecisas que muchas veces perderán su sentido y utilidad.

Locus de control

En algún sentido, cuando el optimismo o el pesimismo tocan sus extremos, no son más que dos caras de la misma moneda: un destino escrito y definido, claro o traslúcido a nuestros ojos, bueno o malo. Un final cifrado en el que la inercia puede ganar ante la responsabilidad por nuestros actos: ya sea en un "todo va a estar bien" como en un "siempre termina mal", la esperanza ciega o la irremediable impotencia quedan volcadas sobre otro que nos corre del centro de la escena. Dios, los astros, el destino, el universo, los políticos, la sociedad o la naturaleza humana son los responsables de que las cosas estén como estén, no yo: "Dios pondrá las cosas en su justo lugar" o "el universo está empeñado en poner todo patas para arriba".

Por eso, más allá de la ecualización optimista o pesimista de la mente, bien vale sumar un elemento más a esta sencilla reflexión, quizás el más importante de este capítulo: el *locus* de control. La clasificación más básica (alcanza y sobra para este análisis) divide esta posición en externa o interna.

El *locus* de control es el posicionamiento que cada uno toma respecto de los acontecimientos que vive, en función de que tengan o no que ver con sus propias conductas. Y, así, quién tiene el poder para cambiar el destino.

***Locus* de control externo:** es la posición que toma quien tiende a externalizar lo que sucede, es decir, cuando se hace una atribución externa respecto del origen de lo que nos sucede y también de su resolución. Un optimista cree en que los problemas serán resueltos por obra y gracia del Espíritu Santo y un pesimista no encarará el conflicto que tiene porque, al final de cuentas, la suerte nunca estará de su lado. Así, es de esperar que quien pone el control afuera no actúe para cambiar el desarrollo de sus circunstancias, dado que no considera que sus conductas vayan a modificar la realidad. Si de algún modo el destino ya está escrito, ganan la pasividad y la parálisis. Sea con uno u otro final, el control está afuera, no adentro: la marcha de los eventos que vive son independientes de su accionar, por lo que, en algún punto, la felicidad o la infelicidad depende más de otros que de uno mismo.

***Locus* de control interno:** es el posicionamiento que elige quien se inclina a hacer una atribución interna respecto de las cosas que le pasan. En este caso, tanto el optimista como el pesimista sí consideran que su forma de actuar incide directamente sobre las situaciones que le toca vivir. Ni los planetas están alineados trayéndole suerte ni los dioses se ensañaron con su devenir, sino que, en todo caso, lo que encuentra en su camino tiene que ver con lo que él mismo genera. Lo que ocurre afuera, sea calificado como bueno o malo, pasa por lo que él hace o deja de hacer, por lo que asume tener el control sobre las consecuencias externas. De esta manera, quien pone el control adentro suyo entiende que su propia felicidad depende estrictamente de su actitud y conducta, por lo que asume su responsabilidad y se pone a trabajar en ello.

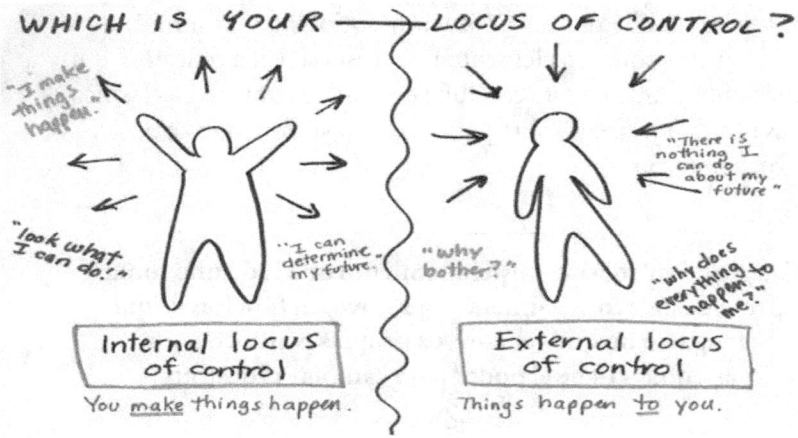

EJERCICIO · Días difíciles

¿Te está tocando vivir alguna situación difícil? ¿Creés que tenés algo que ver con lo que está sucediendo o es una de esas cosas que saben caer "como peludo de regalo"? Digo, sin que hayas hecho nada para que pase... De cara al futuro, ¿hay algo que vos puedas hacer para modificar esta circunstancia? ¿Dónde está el *locus* de control?

Hasta aquí sólo hemos hecho algunas simples descripciones, sin tomar posición respecto de cuál es la mejor forma de encarar las cosas que nos pasan. Y viene bastante sencillo el planteo, por lo que me gustaría que le demos una vuelta más a este punto; las cosas nunca son tan sencillas cuando nuestro querido juguete, la mente, está en el medio del asunto.

Como vimos en los primeros capítulos, la significación de los eventos que vamos viviendo se hace siempre defendiendo la coherencia del texto que ya tenemos escrito. Y el *locus* de control no escapa de esta generalidad: el control se posicionará alternativamente afuera o adentro de acuerdo a lo que sea conveniente al relato. Nunca olvides esa misión fundamental del editor de nuestro cuento: reforzar la trama, hacerla consistente, sólida. Así, quien se defina a sí mismo como una persona pobre o sin recursos no dudará en poner el control afuera en los casos en que las cosas hayan salido o vengan resultando bien y adentro cuando los nudos o desenlaces sean negativos. Dicho de otra forma, si algo sale bien es gracias a Dios y si sale mal es por mi culpa. Del mismo modo, quien tenga una imagen de sí mismo similar a la de los bronces que adornan los palacios no dudará en inflar el pecho y asumir la victoria como obra exclusivamente suya y señalar al injusto destino cuando las batallas vengan desfavorables. La mente está diseñada y entrenada para esto, no debemos olvidarlo.

El *locus* de control, entonces, depende de las circunstancias, del talle del conflicto, del momento particular de nuestra vida, de las conveniencias del editor… También en este punto, como nos pasó con los polos optimismo y pesimismo, lo ideal sería encontrar el equilibrio.

¿Algo en el medio?

Este libro no tiene una intención meramente descriptiva de las cosas que nos pasan o sobre cómo funciona nuestra mente. Si pongo arriba de la mesa algunos de sus secretos es porque entiendo que sólo así se pueden destrabar sus mecanismos. Pero lo que sigue ya no tiene más aval que mis propias creencias, por lo que son simples opiniones, no conclusiones que hayan atravesado el largo y riguroso camino del método científico.

Más allá de las conjeturas que puedan volcar quienes extrapolan los descubrimientos (a nivel subatómico) de la física cuántica, redactando esa famosa *ley de atracción*, lo científicamente verdadero es que no tenemos elementos para afirmar que el optimista o el pesimista modifiquen su destino por sólo fantasear con uno u otro final. Y confieso en que yo sí creo en la activa participación de la mente en la realidad que vivimos y, así, en el futuro que nos tocará; sólo digo que esta firme intuición no tiene respaldo científico. Mirá si apoyaré esta premisa que dediqué muchos años de mi vida al estudio de los postulados de la física moderna, volcándolos luego en el libro "Cuánticamente. Redes enredadas"[7] (¡uno de mis preferidos!). A pesar de que la ciencia nos dé la espalda, considero que creer en que las cosas pueden estar mejor es una buena manera de "empujar al destino" a que tome esa ruta y no otra. Ahí van algunos argumentos para esta afirmación.

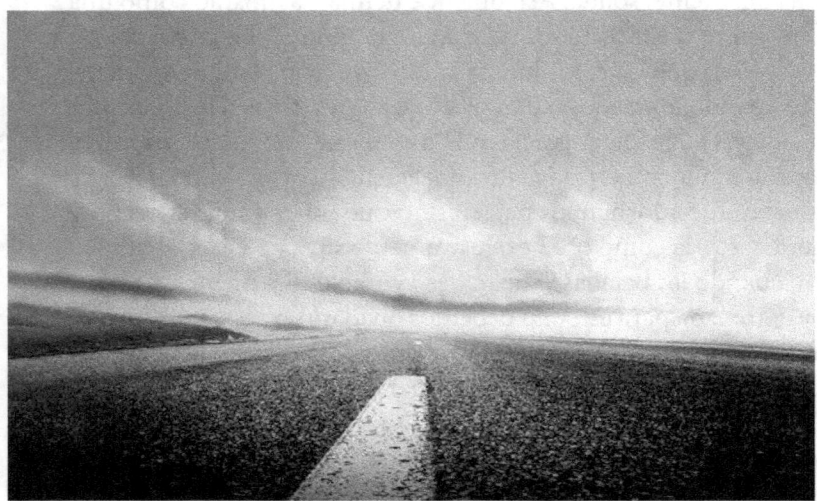

Primero: más allá del desenlace, el viaje es vivido de manera diferente por el optimista y el pesimista, por quien cree que tiene algo para hacer respecto de su destino y por quien no. Mientras el pesimista proyecta cosas negativas en su propia pantalla, las padece, del mismo modo que las tripas se nos retuercen mientras vemos una película: nos angustiamos, nos llenamos de miedo, nos reímos… El hecho de que las anticipaciones sucedan en un mundo virtual, y no en la realidad, no quita que nos movilizan en el presente. Así, el pesimista genera un altísimo monto de estrés, tantas veces innecesario, y afecta negativamente su salud. En cambio, el optimista exhibe cosas positivas y se nutre de un tono emocional de tranquilidad. Y esto también incide de manera directa sobre la calidad del presente. Sin debate.

---

7. Lucas Raspall. *Cuánticamente. Redes enredadas.* UNR Editora, Rosario, 2014.

> **Las imágenes mentales que se proyectan en la pantalla mental se sienten en carne y hueso… no estoy hablando del futuro, de cómo vayan a terminar las cosas, sino del presente, aquí y ahora.**

Luego, es de esperar que un presente sin tanto malestar permita trabajar mejor con los recursos que se tienen y con las posibilidades que encontramos en el ambiente. Por el contrario, quien está perturbado por esas imágenes y finales catastróficos con los que la mente suele torturar, tiene menores chances de encarrilar decisiones certeras. Dicho de otra manera, cuando estamos tranquilos conducimos mejor que cuando nos sentimos sobreexigidos o amenazados. Es una buena forma de "torcer" favorablemente el rumbo del destino, ¿no te parece?

Además, quien tiene una expectativa positiva respecto del final de una determinada situación alimenta la persistencia y el esfuerzo en la empresa en la que se encuentra metido, a la vez que lo hace con bienestar o, al menos, con menos malestar. En el otro polo, el pesimista no se ilusiona y tiende a rendirse con mayor facilidad, dado que espera la pronta derrota: sin pelea, es mucho más fácil que las cosas terminen mal. Con los brazos abajo es seguro que perdemos, impidiendo aunque sea esa mínima probabilidad de que el "milagro" ocurra. Esto no es ley de atracción, es sentido común. Sólo hace falta que miremos nuestra propia historia para ver que cuando asumimos que el partido es irremontable, sólo deseamos que el árbitro pite el final para dar vuelta la página.

EJERCICIO · Con sentido común

¿Cómo te sentís cuando imaginás las peores cosas que podrían pasarte? Incluso sin creer que tu fantasía tenga algún tipo de poder o influencia sobre el destino, ¿acaso no la pasás lo suficientemente mal como para desear no pensar más en eso? Luego, ¿no creés que tal desregulación emocional te impide darle paso a la razón para encontrar la salida más justa y conveniente? Y si dejás de pelear por lo que te interesa… ¿cómo creés que te va a ir? ¿No te parece que todo esto, aparte de marcar tu presente, incide sobre tu futuro?

Aun así, advirtiendo las bondades de ser optimista, es necesario encontrar la justa medida: minimizar o negar los problemas nunca es la solución, como tampoco lo es dejarlos a la deriva de que algo o alguien se encargue de cancelarlos. "Todo tiene solución" es una forma de vida para los optimistas, una confianza desmedida o un extraño convencimiento de que todo lo que nos aqueja puede ser resuelto de manera positiva y sencilla, aquí y con lo que tenemos a mano. Es cierto que en nuestra vida cotidiana hemos encontrado (bah, algunas personas lo han hecho por nosotros) respuestas a cosas que antes que nos traían fuertes dolores de cabeza. Tenemos hornallas a gas, heladeras, hornos microondas, puertas blindadas, vehículos que ruedan, flotan y vuelan, baterías externas para cuando no podemos enchufar el celular… Hemos demostrado tener los recursos para encontrar soluciones a infinidades de problemas, pero de ahí a creer ciegamente que todo puede tener una solución tan simple, casi como apretando un botón del control remoto, me parece que no. Aquí quizás sobresale el riesgo o desventaja más grande del optimista, cuando su actitud no se apoya en datos objetivos o, incluso, cuando saltea la información concreta que señala ese transcurso o final que no quiere (o no puede) escuchar. Cruzar ese camino de tierra inundado con un Renault 12 del '73 pensando en que tus ganas de llegar a la casona es suficiente empuje, no hará más que dejarte empantanado.

El optimismo no realista puede tener, en el mejor de los casos, consecuencias positivas a corto plazo, pero a mediano y largo plazo la realidad va a insistir en mostrarse…

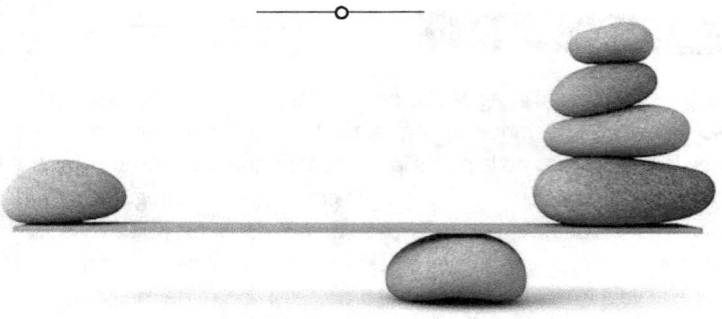

Más allá del optimismo o pesimismo, agregando un valor imprescindible a este análisis, se encuentra ese concepto que conocimos como *locus* de control. La percepción del grado de control que tenemos sobre los factores que nos estresan influye significativamente en la magnitud del daño que estos pueden provocarnos. Cuanto más creamos que esos factores pueden alterar nuestra vida, más lo harán, porque nosotros los empoderamos. En cambio, cuanto más consideremos que podemos influir sobre las cosas que pasan menor será el daño. Incluso cuando asumimos que no nos es posible modificar ninguno de los elementos que más nos demandan y estresan de un conflicto o situación determinada, el hecho de elegir cómo nos paramos frente a esos hechos nos devuelve el control. Porque no tenemos la posibilidad de controlar todas las variables, pero sí siempre podemos escoger qué actitud tomar frente a los hechos. Nunca está todo del otro lado.

Finalmente, quien sabe ubicar, en su justa medida y en las circunstancias precisas, el poder de control adentro suyo, asume sus responsabilidades, busca alternativas, edifica las mejores soluciones (dentro de lo posible), gana en confianza, se muestra más seguro ante los retos y se hace más independiente y autónomo. Sin victimizarse, sin sentir lástima de sí mismo, sin derrumbarse, sin paralizarse… levantando a cada paso un sentido de sí mismo más fuerte. Esta es la mejor manera de construir esa felicidad que tanto ansiamos.

¿DE QUÉ HABLAMOS CUANDO HABLAMOS DE FELICIDAD?

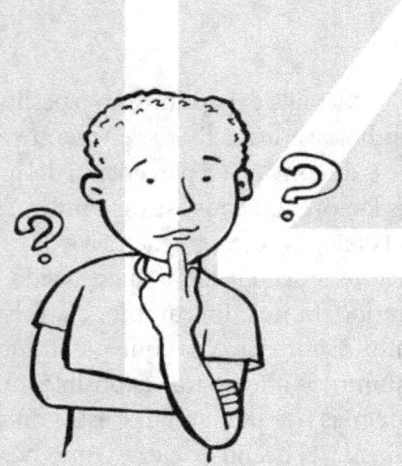

> "Los hombres olvidan siempre que la felicidad humana es una disposición de la mente y no una condición de las circunstancias."
> John Locke, filósofo y médico inglés (1632-1704)

Una vuelta de rosca: dolor, adentro

Definir qué es la felicidad podría ser no sólo el comienzo de este capítulo sino también el final del libro… o de todos los libros de este género. Es que en el momento en el que finalmente entendemos qué es la felicidad, el resto del camino se va abriendo solo. Y como pasa tantas veces, una pregunta formulada de manera precisa y en el momento adecuado puede cambiar el curso entero de la vida.

Vale comenzar aclarando que no hay una respuesta única sino una por cada persona (¡no te la ibas a llevar tan fácil!). Y no pienses que esta es una de esas frases prefabricadas que usamos los psiquiatras y psicólogos para salir del paso… al menos, no en este caso. 😄 Es tan real que la felicidad se ajusta al contorno de cada persona como que necesitamos del aire para vivir.

La felicidad vive en la armonía física, mental y espiritual, esas tres partes que nos constituyen como personas. Se trata, más que de un suceso afortunado u ocasional, de una actitud, una disposición frente a la vida, siempre cambiante. Ninguna condición personal es garantía de felicidad: ser esbelto, alto, bello, joven, fuerte… nada de eso asegura la felicidad. Además, cualquiera de esas cualidades (todo, en realidad) son por ley impermanentes: hoy pueden estar, pero dejarán de estarlo luego… "felicidad" para hoy, sufrimiento para mañana. Tampoco es garantía ninguna condición externa: hay gente millonaria que goza de buena salud y es infeliz. Hay personas que no tienen nada material y, sin embargo, tienen todo lo necesario para ser felices. Por supuesto que hay contextos que facilitan mucho y otros que traban casi al punto de diluir la vocación de ser feliz… Soy algo inocente, y a veces exageradamente optimista, pero tengo claro que algunos accidentes pueden cambiar el paisaje. Pero más allá de esto, si bien existen determinadas circunstancias que duelen y sobre las que nada tenemos para hacer, la chance de ser feliz, conectándonos con las pequeñas cosas de cada día, sigue viva.

**Hay algo que nunca nadie ni nada nos puede robar:
la forma con la que nos paramos frente a las cosas que nos suceden.
Aceptar, soltar, levantar la cabeza y avanzar:
la paz mental es la sede de la felicidad.**

La felicidad no sólo crece en un piso sin malezas, como pueden ser las pérdidas, los inconvenientes, el malestar o el dolor. Dicho de otro modo, si la felicidad dependiera de la total y permanente extinción de estos yuyos, nunca podría existir, porque no hay campo que no tenga alguna maleza. Por esto, la aceptación de determinadas condiciones es un paso absolutamente necesario para la felicidad; al comprenderlo y hacerlo, ya no habrá yuyo que impida el crecimiento de este árbol.

En cambio, si se piensa la felicidad como opuesta a la incomodidad o el sufrimiento, quedará condenada a ser siempre efímera. Y quizás sea por esto que la mayoría de las personas considera que la felicidad se trata sólo de momentos. Y no es que esté mal pensarlo así (nuevamente, son sólo definiciones, consensos), sólo que me da a "felicidad publicitaria", a placer: una foto más para el *Facebook*. Prefiero darle a este término, sobre el que gira todo el capítulo, la importancia que se merece, devolverle su lugar, no un peldaño menor que lo deje meramente vinculado al disfrute.

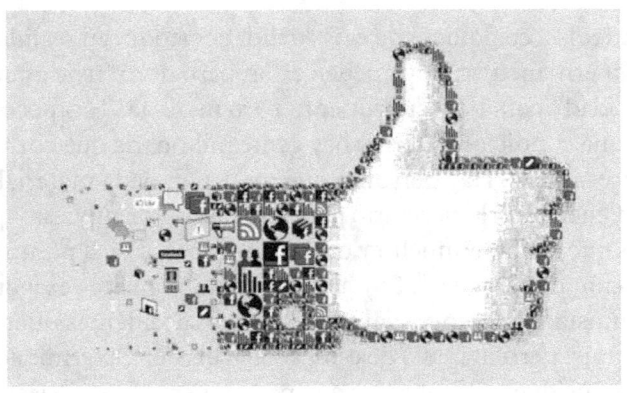

La felicidad se nutre y necesita de la alegría y el placer pero, a la vez, trasciende estas palabras, va mucho más allá. La felicidad es tan ancha que sabe, incluso, abarcar el dolor.

Así, el malestar ya no interrumpe la felicidad: hay dolores que tienen sentido de ser vividos, y cuando esto sucede, entonces no son contrarios a la felicidad. Sí lo es, en cambio, ese sufrimiento sin sentido que tantas veces construimos.

> **EJERCICIO · Doler con sentido**
>
> ¿Te tocó alguna vez acompañar a una persona que querés en un proceso de enfermedad? Por supuesto que no habrá sido una contingencia alegre, pero ese acto estuvo tan lleno de sentido, tan inmerso en tus valores, que su paso no hizo más que reforzar tu manera de ser feliz. Y por eso elegiste hacerlo, más allá de la noble intención de acompañar a quien así lo haya necesitado. La imposibilidad de hacerlo hubiese ido en contra de tu felicidad. ¿Lo habías pensado de esta forma alguna vez? ¿No será que la felicidad también tiene que ver con aprender a llevar los malos momentos y dotarlos de sentido?

Ya lo ves: la felicidad depende, ante todo, de una actitud, no de hechos externos. Y siguiendo esta línea, me permito ahora sumar al batallón de la felicidad a otros soldados: el esfuerzo, el sacrificio, la constancia, la espera… palabras que siempre parecieron estar del otro lado. Yo no creo que lo estén, y no pretendo que nos pongamos de acuerdo, sólo considero que están más allá del límite de la felicidad publicitaria. Y dejame decirte algo más, y que quede entre nosotros, o mejor no… ¡decíselo a quien quieras! ¡La felicidad publicitaria no tiene idea de qué se trata la felicidad!

Los espejitos de colores de la dopamina

Con la intención de sumar a este lío en el que nos metimos, voy a volver a uno de los soportes de este libro, la biología. El cerebro es una máquina que nació con la intención de mejorar nuestra capacidad de adaptación y supervivencia (ya te debo haber aburrido con esto). ☺ Por y para esto, con el pasar de los años (y millones de experiencias dentro) diseñó un sistema de búsqueda que actúa con premios y castigos: las conductas elegibles para el organismo fueron premiadas con la sensación de placer, mientras que aquellas que no lo son fueron condenadas con una sensación de malestar que supo tomar distintas formas. El comportamiento que generó placer tenderemos a repetirlo, reforzando así esta conducta, mientras que procuraremos evitar el que provocó malestar. Es sencillo, ¿no?

> **EJERCICIO · Buscar el placer y evitar el displacer**
>
> A veces comemos algo que elegimos porque nos gusta mucho, mientras en otros casos comemos cualquier cosa para barrer la molesta sensación de hambre que invade nuestra panza. Búsqueda de placer y evitación de displacer. ¿Lo podés ver? ¿Cuántas veces en un día actuamos bajo las leyes de este sencillo y arcaico mecanismo? Un montón. ¿Te animás a buscar otros ejemplos de tu vida cotidiana? Quizás algunos que tengan mayor peso...

Sentimos: ésta es una de las claves que rigen nuestro comportamiento. Somos afines a las sensaciones placenteras, aquellas que nos producen alegría y goce, y evitamos las displacenteras, las que nos generan dolor o cualquier emoción negativa: ansiedad, miedo, asco, tristeza...

Cuando nos apuramos en pensar la felicidad la volcamos de un lado de este mecanismo: placer, ¡allá vamos! El cerebro, a través del sistema de recompensa, recuerda lo que lo gratifica y lo que no. Entonces se enciende para dar con esas cosas y situaciones que le generan placer, poniendo al cuerpo en marcha para su búsqueda. Y más, al momento de imprimir en la pantalla mental la imagen de aquello que desea, sabe generar una sensación displacentera (ansiedad, en la mayoría de los casos) que va a ir *in crescendo*, fortaleciendo la búsqueda. Apagar este sistema de estrés pronto se convierte en una meta sobreañadida: ya no se trata sólo del placer por comer la zanahoria sino también de quitar el malestar por no tenerla en este momento a disposición. El sistema de recompensa pone a su disposición todo el aparato cognitivo, logrando distorsionar la realidad: secuestra el foco atencional para concentrarlo sobre aquello que persigue, disminuye la percepción de los riesgos, incrementa las cualidades atractivas de lo que persigue y nubla el juicio, todo para seguir corriendo detrás de la zanahoria. Y una vez que la alcanza…

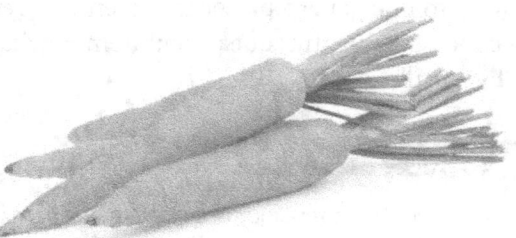

EJERCICIO · Tus zanahorias

¡Samsung lanzó a la venta su último modelo de celular! ¡El SJp14 plus platinum extra! ¡Está buenísimo! Cámara de 740 pixels atrás, una similar adelante y otra en el costado, por las dudas. Tiene los bordes un 10% más redondeados que el anterior, una memoria que permite guardar todas las imágenes que subís a Instagram, las historias de Facebook, los tweets más re-tweeteados y hasta una colección de cuentos coreanos. Te permite encender el televisor, el DVD y hasta manejar la licuadora. ¡Qué bueno agitar un licuado apretando solamente la pantalla táctil! ¡Quiero ese teléfono más que nada en el mundo! ¡Lo quiero ya! Y lo puedo comprar en cuotas… ¡dejo medio sueldo durante 36 meses y listo!

¿Te pasó de vivir alguna situación similar? Quizás no con un celular, pero puede ser cualquier otra cosa… una campera, un televisor, un viaje,

> un auto... O esa chica/o que mirás desde hace un tiempo... "si me diera bola sería el/la tipo/a más feliz del mundo". O muchas/os chicas/os. O un trabajo: "si pudiera salir de acá y tener ese trabajo, todo cambiaría para siempre". ¿Te animás a buscar viejas zanahorias? ¿Y alguna actual? ¿Podés notar cómo funciona la mente cuando está buscando?

Una vez que tenemos la zanahoria en la mano, la euforia comienza a diluirse. La dopamina que inundaba el cerebro ahora ya no lo hace tanto. A los días, todo vuelve a ser igual. Entonces aparece otra zanahoria... ¡y otra más! Las promesas de una felicidad ligada sólo al placer chocan de frente con la realidad.

Las sensaciones que produce la dopamina gratifican, y por eso las vamos a volver a buscar. Pero no se mantienen en el tiempo; no tienen fuerza para sostener algo tan pesado como la felicidad. El placer asociado al consumo genera *habituación*: se trata de un fenómeno neuronal similar a la *tolerancia*. La primera vez que consumís el efecto es intenso y duradero, la segunda vez ya no tanto... Las neuronas pierden sensibilidad a los picos de dopamina; nos vamos anestesiando a los objetos o situaciones sin más que un lindo aspecto de zanahoria. Pero seguimos en su búsqueda, como un conejo, con una pequeña diferencia: no somos conejos. Seguimos dormidos a causa del modo en que funciona nuestra mente... hasta que nos demos cuenta: ahí no está la felicidad (Rayuela: Capítulo 9: "Una brecha insalvable": 158 a 161).

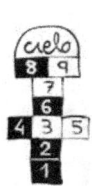

**Búsqueda. Encuentro. Zanahoria. Dopamina.
Habituación. Pérdida del sentido. Son espejitos de colores.
Consumiendo nos aburrimos hasta de la dopamina y,
todavía, sin pistas de la felicidad.**

Las promesas de felicidad, producto de la distorsión efectuada por el sistema de recompensa, no tardan en derrumbarse. Ni el placer de la dopamina, ni la euforia de la noradrenalina, ni la afiliación de la occitocina, ni la empatía de la vasopresina, ni la serenidad de la serotonina o la calma del ácido gama aminobutírico... ningún químico por sí solo puede explicar la felicidad. Una colección de libros de biología no puede hacerlo, es que la felicidad no pasa por ninguna sustancia, sino que es algo tantísimo más complejo.

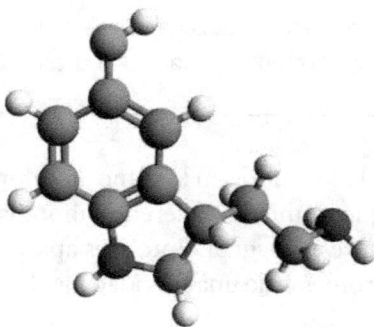

Es una reflexión ya consabida, pero insisto porque no nos está resultando sencillo salir de la trampa. Aburridos de tener 800 canales de televisión, y nada interesante para ver. Cansados de sentirnos solos mientras tenemos 45 chats abiertos en *whatsapp* y más de 1500 amigos en *Facebook*. Millones de entretenimientos se nos ofrecen, con un solo click, pero ninguno nos convence. Todo está acá, al alcance de la mano, entonces todo es lo mismo. Estímulos infinitos e inmediatos… un largo bostezo: la riqueza y la diversidad se transformaron en monotonía. Estamos más vacíos que llenos… se disipa la niebla: no hay felicidad si no hay sentido.

Y otro giro más: placer por sentido

Con esto de la felicidad me viene a la memoria un chiste que me habrán contado vaya a saber cuándo… era algo así.

Un borracho, tambaleándose, parecía buscar desesperadamente algo en el piso. Era de noche e iluminaba la acera un tímido farol de calle. Caminaba unos pocos metros para un lado y luego volvía. Se iba un poco para el otro lado y regresaba. Murmuraba algo ininteligible mientras tocaba el piso con sus manos y procuraba enfocar la visión. Entonces se acerca otra persona que veía lo que estaba sucediendo y le preguntó:

—Señor, ¿que está buscando?

—Las llaves de mi casa —contesta el borracho, sin levantar la vista del piso

—Ah, ¿y por dónde las perdió?

—En la otra cuadra —contesta sin dudar, señalando con su mano un sector casi en penumbras.

—¿Y entonces por qué está buscando acá? —pregunta el hombre sorprendido.

El borracho levanta la vista y lo mira, como buscando descifrar qué lo llevó a hacer una pregunta tan tonta:

—¡Porque acá hay mucha más luz!

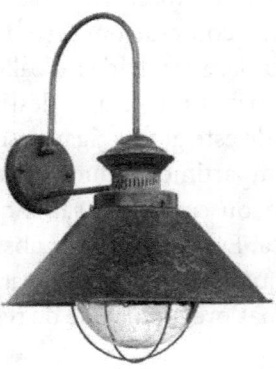

¿No será algo así lo que nos pasa con la felicidad? Los carteles luminosos están colgados sobre algunas cosas, resaltando la importancia de lo material, el bienestar inmediato y el placer, por más efímero y hueco que sea... Ahí están orientados los faroles, las señales... nada indicando otros destinos. ¿Será que quien cuelga los carteles no está de verdad interesado en nuestra felicidad? Y... podría ser. ¿Y quién los cuelga?

Ya vimos que no hay una receta única para ser feliz, efectiva para todos. Y esto mismo ya nos da una pista: se trata de uno de esos temas que se indagan con preguntas imposibles, las que no tienen respuesta. Los filósofos se han encargado de estas dudas desde años inmemoriales... y sólo lograron concluir en que no hay respuesta. Y lo más curioso es que esta contestación ya la tenían de entrada, dado que la Filosofía estudia cuestiones muy complejas para llegar al fundamento último, sabiendo desde el principio que nunca podrá encontrarlo. Como enseña el argentino de apellido inverosímil, Darío Z, si así lo hiciera, "dejaría de ser filosofía para ser sabiduría", convirtiéndose en su propio verdugo. Pero no es por miedo a la muerte no pretende hallarla sino, paradójicamente, por sabiduría.

> **La búsqueda de sentido es una búsqueda sin sentido, porque cualquier sentido que encontremos, al final, no tiene sentido. Una paradoja de la que nadie puede escapar.**

Esta condición está escrita en los genes de nuestra especie. Y, aparentemente, es irremediable. Por esto, si al leer estas líneas te encontrás con que, en tu caso, tenés una contestación cerrada y sin fisura, como te sugería capítulos atrás, dudá. Se trata de un callejón sin salida, una reflexión condenada a no arribar nunca a su destino final. Todos los que caminamos las tierras de este globo gigante somos hermanos en esta contingencia: todos compartimos la duda y la angustia, y, aún así, en lo individual y colectivo, buscamos ese saber que sabemos imposible. Seguimos dando pelea. Es asombroso. Y absurdo. ¡Me encanta! Será que en el fondo, si es que éste existe, todos sabemos que la inteligencia se nutre más de buenas preguntas que dé respuestas.

EJERCICIO · De cara a la angustia existencial

¿Cuántas veces te habrás encontrado frente a la pregunta más honda: el sentido de nuestra existencia? Desde que Copérnico nos sacó del centro de la galaxia para ocupar algún barrio pequeño y sin mayor importancia que ningún otro, nuestra ego fue herido de muerte. No somos más que otro ser vivo en este inabarcable universo. La verdad es que no tenemos elementos para afirmar que a Alguien (como una entidad más allá de nosotros) le importe lo que hacemos. Sin embargo, cuando surge este interrogante nos parte al medio: son esos raptos que nos quitan de la inconsciencia en la que nos vemos usualmente sumergidos, la de la vida cotidiana. Pero la lucidez dura poco, y la pregunta encuentra su contestación de microondas, tan rápida como insípida, "de qué vale preguntar aquello que no tiene respuesta". Mejor esto que la incertidumbre, el vacío y la angustia existencial, ¿no? Así funcionamos. Pero al rato se vuelve a encender... ¿qué hacemos acá?, ¿para qué estamos en este mundo?

A pesar de toda esta discusión con sabor a "para qué servirán tantas palabras si no concluyen en algo fehaciente", ser feliz camina de la mano con encontrar un sentido. Otra vez la paradoja. No importa si el sentido muta en el tiempo; puede hacerlo. Tampoco interesa que tenga aires de trascendencia o relevancia para el sentido de la humanidad misma; no estoy al tanto de que al Universo le interese lo que hacemos con nuestra vida. No le tiene que gustar a los dioses ni tiene que ser aprobado por nuestros papás. Sólo se trata de un camino que nos anime todos los días a despertarnos y esforzarnos para seguir andando, disfrutando cada paso y cada paisaje. Un horizonte hacia el que nos dirigimos, sabiendo que nunca lo vamos a alcanzar. Y si bien este propósito tiene aspecto de ser una cosa pensada, necesariamente el cerebro debe ponerse de acuerdo con el corazón: encontrar el sentido no es algo que pueda lograr uno de ellos por sí solo.

No se trata de alcanzar algo, como si fuera un objetivo tangible, sino de aprender a disfrutar del camino. Allí, cuando estamos en la senda del sentido, la felicidad se hace carne.

EJERCICIO · Una estación obligada

¿Cuántas veces te preguntaste qué hacemos acá? ¿Para qué nos puso el destino en este lugar y en este momento? ¿Cuál es nuestra misión? Todas preguntas imposibles... Ahora, buscando algo más de claridad, aunque sin la intención de que diluyas la duda por completo, preguntate: ¿qué hacés vos acá?, ¿qué querés hacer de tu vida en esta breve pasantía por la Tierra? Si estás buscando la felicidad, no podés dejar de pasar por esta estación.

Una manera práctica, quizás más tangible, de cuán cerca o lejos estamos de nuestra senda es indagar nuestros valores, conocer qué cosas nos interesan y movilizan: la pareja, familia, la amistad, la salud, el prójimo, la profesión… o quizás puedan ser otros. Y acá se esconde una trampa importante: nuestros valores no tienen por qué ser aquellos que "quedan bien" o suenan lindo. Y tampoco tienen por qué ser los de nuestros papás o pareja. Tomar prestados valores ajenos sin cuestionarlos y elegirlos a conciencia, es una de las formas más comunes de salirse del camino de la felicidad. Por esto, es necesario meterse con estas preguntas tan poco comunes, pero a la vez tan importantes. Y responderlas con profundidad y total sinceridad.

Una vez cancelado este paso, el de la indagación, será momento de definir acciones concretas, porque los valores son abstracciones, conceptos que quedan flotando en el aire si no los sabemos anclar a tierra. Si un valor es "ser buen padre", entonces deberemos preguntarnos qué cosas hacemos para acercarnos a este valor, qué cosas nos alejan y cómo podemos mejorar la ecuación.

> **EJERCICIO · Esta es tu única vida**
>
> ¿Estás viviendo como si fueras a morir? Porque vos y yo vamos a morir, eso lo sabemos ambos, aunque tantas veces nos comportemos como si no fuera a pasar. En ocasiones somos tan conservadores, por esa manera de marchar que tiene el cerebro, que ni siquiera damos un paso para ponernos en el camino hacia nuestra felicidad. ¿Hasta cuándo? ¡Esta es tu única vida!

Mantener vivos los sueños es una clave para que brille la felicidad, sin ir a contramano de la realidad. Permitir que las ilusiones crezcan y muten libres, sin aferrarse a una sola manera.

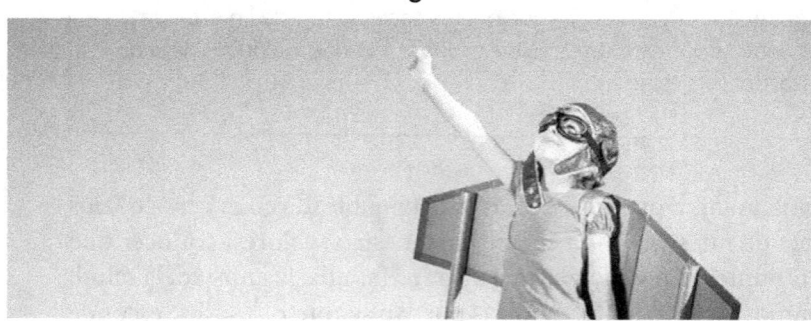

Una vez que nos preguntamos qué es la felicidad, ya no hay vuelta atrás: quedan desnudas todas nuestras dificultades, esos lugares de comodidad de lo que no queremos salir, nuestras decisiones y actos… Y entonces tenemos que hacernos cargo.

Confieso que al embarcarme en este capítulo nunca tuve la intención de acabar con la pregunta que lo titula; no soy tan pretencioso. Tampoco entregarte respuestas pre-digeridas que puedan servirte para elaborar una definición última que sepa resistir los embates del tiempo. Consciente de que tal cosa no es posible, me metí en esta aventura imposible con la única misión de encender un interrogante que te sacuda, para revisar qué entendés vos por felicidad, darle un par de vueltas y reconstruir este concepto. Porque no es una palabra más: es una de ésas que nos definen, que orientan nuestra vida. Ni más, ni menos. Y sí… cuesta trabajo ser feliz, por más paradójico que suene. Y el trabajo es interior, mental y espiritual. Por esto, ser feliz depende, primero y ante todo, de una decisión. Ser feliz depende de vos.

CON LA AUTOESTIMA DEL ABEJORRO

> "Ha sido establecido científicamente que el abejorro no puede volar. Su cabeza es demasiado grande y sus alas demasiado pequeñas para sostener su cuerpo. Según las leyes aerodinámicas, sencillamente, no puede volar. Pero nadie se lo ha dicho al abejorro. Así es que vuela."
> (Anónimo)

Un mapa muy importante

Nuestra mente está llena de mapas; los tenemos de todos los colores y tamaños. Se trata de aquellas guías que, incluyendo fenómenos como la atención, la percepción y la memoria, los aportes del mundo de las ideas y de las emociones y las valoraciones conscientes e inconscientes, ordenan el mundo interno y el externo. Sin darnos cuenta, de manera permanente estamos consultando estos enmarañados jeroglíficos, encontrando allí las coordenadas que nos van a orientar. Porque los mapas vigentes no sólo describen el territorio, sino que sugieren un camino, dotando de direccionalidad a todas nuestras funciones y procesos. Y tienen claras preferencias a la hora de señalar los destinos posibles: un ejemplo de esto es la autoestima.

La autoestima es un mapa mental que conjuga una determinada serie de ideas, formas de sentir y actuar para concluir en la valoración de la propia persona. No se trata de un mapa más, sino de uno que incide notablemente en nuestras vidas.

Autoestima tenemos siempre, es decir, el mapa en el GPS de la mente siempre está; es su forma la que lo cambia todo. Alta o baja. Fuerte o débil. Bondadosa o maliciosa. Estimuladora o desalentadora. Las rutas de este mapa van a definir cómo nos vamos contando nuestro propio cuento, cómo vamos midiendo las experiencias vividas, cómo vamos anticipando las situaciones a enfrentar… Todo varía de acuerdo al mapa de la autoestima: una travesía llena de disfrute o un viaje de terror, por supuesto, con todos los matices intermedios.

Cargando las coordenadas al GPS

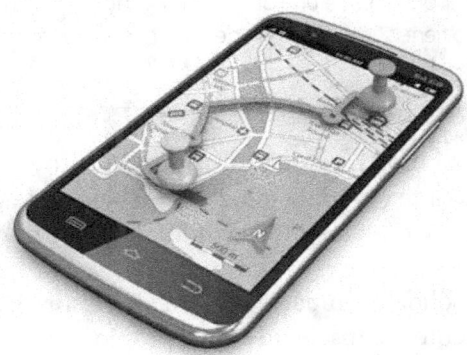

La autoestima se manifiesta en cómo nos vemos a nosotros mismos (autoimagen) y de qué modo nos valoramos y tratamos. Si nos respetamos y cuidamos, si confiamos en nuestros recursos, si nos animamos a nuevos proyectos y desafíos, si asumimos nuestras responsabilidades, si tomamos decisiones con firmeza, si reconocemos nuestras virtudes y defectos, si aceptamos como propias no sólo las derrotas, sino también los logros… todo esto va en la autoestima. Pero este mapa no sólo orienta las coordenadas con las que nos vemos a nosotros mismos, sino que también se refleja afuera, expresándose en la manera en que vemos, evaluamos y juzgamos a las personas que nos rodean, lo que esperamos de ellas hacia nosotros mismos y los demás.

Las cosas que nos pasan no *son* sino hasta luego de pasar atravesar este cristal obligado, el de la autoestima: recién ahí ganan su particular color.

Por esto, antes de que te muestre epidérmicamente las distintas formas o cualidades que puede tener la autoestima, quiero que explores tu propio cristal.

> **EJERCICIO · Una autoexploración necesaria**
>
> ¿Sos una persona valiosa? ¿Para qué cosas tenés facilidad? ¿Cuáles son tus limitaciones? ¿Te animás a hacer cosas nuevas, a encarar desafíos? ¿Sos de bajar los brazos ante el primer obstáculo? ¿Cómo recibís las críticas? ¿Sabés cuidar de vos mismo? ¿Te respetás y te hacés respetar por los demás? ¿Aceptás las cosas que no podés cambiar sin maltratarte? ¿Tus autodiálogos son bondadosos y compasivos o son severos y punitivos? Intentá responder cada una de estas preguntas con la mayor franqueza posible, no tiene sentido hacerlo de otra manera. Buscá ejemplos que documenten lo que decís.

Ahora sí te quiero mostrar dos prototipos de autoestima, que vamos a definir como alta (sólida y saludable) y baja (frágil y debilitante). Sí, una clasificación tan sencilla como esa. ¿Para qué hacerla más engorrosa?

Una autoestima sólida y saludable sólo puede existir en quien se conoce, quien está atento y consciente de sus propios pensamientos, emociones y reacciones, indagando el por qué de cada una de estas ideas y sensaciones. Hace a la fuerza saber escucharse a sí mismo y poder expresar lo que se siente, más allá de lo que los demás opinen. Ser leal con los propios valores e ideas, y mostrarlos cada vez que alguna situación así lo demande. Ver lo que lastima y poner límites, y cuando éstos no sean respetados saber tomar distancia.

La fortaleza se muestra en quien sabe mirar y reconocer los propios errores y limitaciones; ser consciente de los defectos y taras para superarlas o aceptarlas. También en poder escuchar las críticas y aprender de ellas, sin quedar varado o enroscado en el dolor frente al señalamiento, sabiendo diferenciar de quién vienen y qué intención persiguen. Gestionar con madurez las cosas que tocan vivir, sin autoflagelarse ni buscar tampoco a quien echarle la culpa por ello. Y, en la misma dirección, sacar afuera lo que no es propio, evitando el daño que generan estas situaciones perniciosas de las que no se tiene participación ni responsabilidad.

Una autoestima firme se deja ver en los desafíos que se encaran, en el corazón y la fe que se le pone a los proyectos, caminando con seguridad a pesar de las dificultades. Las piedras con las que se tropieza no cuentan, pero sí las veces en que uno se vuelve a levantar para continuar, fieles al propósito sentido. Son la patente de un guía interno fuerte esos autodiálogos que, al detenerse para observar y describir las dificultades, lo hacen para evaluar de manera justa y no para maltratarse, buscando siempre las salidas.

Una autoestima saludable se manifiesta en el cuidado de uno mismo, tanto del cuerpo como de la mente y el alma, con amor y dedicación.

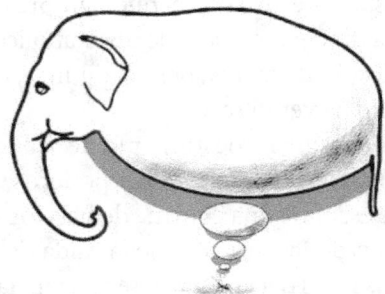

EJERCICIO · Sufrimiento, *this way*

Si te sentís inseguro, con falta de confianza, buscando regularmente que alguien se ocupe de tus deberes o problemas... Si sos de esconder tus sentimientos más verdaderos o tu opinión respecto de las cosas que observás; si te cuesta poner límites, si buscás siempre complacer a los demás poniendo tus intereses de lado, si tu bienestar depende de lo que los demás digan de vos. Si te cuesta profundizar en las relaciones, tener intimidad y disfrutar de esos espacios. Si te resulta difícil reconocer tus talentos y ver tus logros, mientras que sí los ves, y quizás en demasía, en los demás. Si te cuesta perdonarte por tus errores o dificultades, maltratándote de manera severa e injusta en autodiálogos que parecen no interrumpirse. Si evitás encarar nuevos desafíos, escondiéndote detrás de lo que ya sabés hacer o ya tenés; si te sentís atrapado, sin herramientas para salir. Si arrancás actividades pero las abandonás apenas algo no sale como esperabas, sin darte tiempo ni nuevas oportunidades... no hace falta que lo diga, tu GPS te está llevando por un camino de malestar y sufrimiento.

Ya ves cómo se manifiestan estas dos formas polares que puede tomar este mapa. Pero, para no confundir el camino, vale advertir algunos de los camuflajes que la baja autoestima sabe usar para ocultarse.

En algunos casos se muestra como un soldado fuerte y omnipotente, poderoso y valiente, buscando continuamente destacar para que los demás lo vean y distingan ahí arriba, señalando los errores de los demás e incluso maltratándolos. Se trata de personas que sólo escuchan a los que opinan igual y refuerzan su propia imagen: las críticas nunca son bien recibidas, porque no hay lugar para el error; tampoco los signos de vulnerabilidad o debilidad son asumidos. Inflada de inseguridad, niega cualquier cosa que pueda desestabilizarla, sin poder ver y aceptar otros puntos de vista. Este giro con el que siempre busca tener o imponer la razón en nada difiere del efecto de un anabólico: mientras está presente genera una ficción de fuerza, pero al diluirse, cosa que en algún momento sucede, se deja ver lo real.

Otro camuflaje de una frágil autoestima puede ser una imagen hermosa en lo físico, brillante en lo intelectual o poderosa en lo económico, detrás de la que se esconde una enorme dedicación y esfuerzo, sin disfrute y con terror a perderla, anticipando la caída del castillo de naipes. Adentro, cuando las luces del escenario se apagan, la sensación más sincera es otra...

El mapa lo veo, pero... ¿cómo llegamos hasta acá?

Ya vimos que la autoestima es un mapa mental, uno muy importante. Y también entendimos que en este mapa están señaladas algunas coordenadas en particular, y no otras. Quiero decir, hay puntos intermedios que están ahí cargados (los veas o no, están), como también hay ciertas rutas predeterminadas y otras bloqueadas. Y estas preferencias van señalando no sólo los paisajes que verás durante el viaje sino también el destino mismo. Ahora, ¿cómo llegamos hasta aquí? ¿Cuándo fue que hicimos estas marcas en el mapa? En la infancia, mayormente. Por supuesto que las experiencias posteriores también computan, pero tras la adolescencia la estructura del edificio está casi definida. Además, como lo vimos ya en anteriores capítulos, conforme va pasando el tiempo, cada nueva vivencia busca montarse sobre las previas sin perder la coherencia, dato que muestra la enorme importancia de los primeros modelados de la materia prima.

Empecé el libro contándote que desde muy pequeños escribimos nuestro cuento, y ahora sumo, y con éste, la imagen o concepto que tenemos de nosotros mismos: nuestra autoestima. ¿Fuimos asistidos para cargar este mapa al GPS? Seguro que sí, del mismo modo que lo fuimos para usar las tijeras de podar. Y, nuevamente, ¿se te ocurre quiénes habrán sido los principales colaboradores a la hora de marcar las coordenadas? Sí, nuestros papás (o los referentes adultos que, en su lugar, nos hayan criado).

El trazo grueso del mapa de la autoestima lo hacemos en la infancia, ¡cuándo no!, asistidos por nuestros padres. En esos primeros años de vida se fraguan los cimientos de nuestra personalidad.

EJERCICIO · Revisarnos como hijos y como padres

Siempre vale revisar cómo fueron los vínculos con nuestros papás para conocer mejor las fuentes de nuestra autoestima, aunque acá no hay reglas de tres simple. Podemos encontrar pistas y, en el mejor de los casos, algunas respuestas claras. Pero en muchas ocasiones es conveniente hacer este proceso de indagación acompañado de un profesional. Insisto: no somos el resultado directo de esta única variable, hay un montón de otros factores en juego. Y menos aún si existe un objetivo (explícito o implícito) de echarles la culpa sobre todos nuestros males… esa intencionalidad entorpece la investigación y no deja ninguna ganancia.

Luego, te voy a pedir que empieces a estar más atento en cómo vos te relacionás con tus hijos, recordando que muchas veces son más importantes las formas que los contenidos, la actitud y las emociones implicadas que las palabras expresadas. Ya que ellos son lo que más te importa en la vida, no da lo mismo cómo lo hagas: por favor, consideralo.

En el ejercicio señalaba que la mirada y la expresión de nuestros papás hacia nosotros en aquellos años no es la única variable en juego; es muy importante tener esto en cuenta. En ocasiones los padres sienten sincero amor y admiración por un hijo y no saben expresarlo o el niño no sabe escucharlo: aquí el chico podría sacar una conclusión equivocada respecto de lo que piensan y sienten por él... Y no es su culpa, pero tampoco sirve de nada apuntar los cañones a los papás. Y en los casos en los que lo manifestaran abiertamente y de manera adecuada, el mensaje podría deformarse, como en el juego del teléfono descompuesto, por la acción del receptor, quien ve, siente y escucha. En otras ocasiones, a pesar del permanente descrédito y desvalorización por parte de los padres, el hijo podría edificar una visión valiosa de sí mismo. En tal caso, sin intención de justificar nunca el maltrato, sí vale una mirada compasiva: ¿quién sabe cómo ellos fueron tratados antes?, ¿quién sabe las cosas que ellos tuvieron que pasar y sufrir?

Pero el repollo de la autoestima no termina ahí; en muchos casos son situaciones determinadas, o a veces una sola en particular, las que cargan la información al GPS, con (relativa) independencia de los papás. Y agrego "relativa" porque incluso cuando ellos no hayan sido protagonistas de la escena, siempre habrán tenido el poder o la posibilidad de intervenir sobre lo sucedido para ayudar a metabolizarlo, digerirlo y reformularlo.

Puede pasar que una sola experiencia sea suficiente para derribar una autoestima que se veía firme. Quizás no lo estaba tanto, o quizás sí, pero esa escena golpeó en el lugar exacto y en el momento preciso: todas las estructuras tienen un punto vulnerable, un talón de Aquiles. Entonces esa imagen, nítida y cargada de una intensa emoción, se guarda de manera indeleble... la memoria es especialista en esto. Cuando algo impacta fuerte, la memoria lo almacena y lo ubica en un lugar de privilegio, para tener ese registro siempre a mano, para sacarlo afuera cada vez que la mente lo considere necesario... ¿te acordás? Es así que esa experiencia, aunque única, se actualiza innumerables veces, se trae al presente y se la repite, aunque de manera virtual, reviviéndola en la pantalla mental. Y cada vez que se proyecta, se reafirma, se fortalece. Una palabra, una mirada, un golpe, una escena de humillación o sometimiento: un disparo preciso, una herida fatal para la autoestima.

En otros casos, la huella en el camino se marca luego de múltiples pisadas, situaciones menores (quiero decir, sin jerarquía si fueran aisladas) que se reiteran en el tiempo, como si hubieran estado desde siempre. También así se puede marcar la autoestima, también así el daño se imprime. De una u otra forma, el GPS va recibiendo las coordenadas para saber cómo señalar el camino. Sea una sola situación muy cargada emocionalmente o múltiples pero más sutiles, la marca queda. El antecedente, como en el Derecho, cuenta.

Y más allá de todo esto, está la biología… lo que traemos anclado en nuestros genes. Sería una imprudencia no mencionarlo. Absolutamente ninguna cosa de las que nos atraviesan puede quedar al margen de este vértice: la biología es tan condicionante de nuestro presente como nuestra propia historia.

Como los perros de Pavlov

Martin Seligman, psicólogo y escritor estadounidense, creador de la corriente llamada *Psicología Positiva*, propuso el concepto de *indefensión aprendida* o *desesperanza aprendida* a raíz de sus investigaciones con perros. Imaginá la siguiente secuencia: un perro está acostado en una jaula cerrada. Una alarma anticipa que vendrá una (pequeña) descarga eléctrica: el perro ya lo había aprendido por condicionamiento, al igual que el perro de Ivan Pavlov salivaba cuando hacían sonar la campana y del mismo modo que el chofer del colectivo frena en la esquina cuando vos hacés sonar el timbre. Las primeras veces, el anuncio de la alarma hacía que el perro se agite y dé vueltas, probando distintas conductas destinadas a salvarse de la descarga. Pero ningún comportamiento lograba el cometido, el estímulo aversivo tendría lugar de todos modos.

> **EJERCICIO · Como perros de Pavlov (I)**
>
> Antes de continuar, te pregunto: ¿Qué harías vos si estás en esa jaula? Suena la alarma, en cualquier momento viene la descarga… ¿Qué hacés?

Ahora te cuento qué es lo que hacía el perro al final de la secuencia: escuchaba la alarma pero ya ni se movía, sólo esperaba la descarga. Echado, sin intentar nada más, una y otra vez, sin ofrecer ninguna resistencia, recibía su descarga.

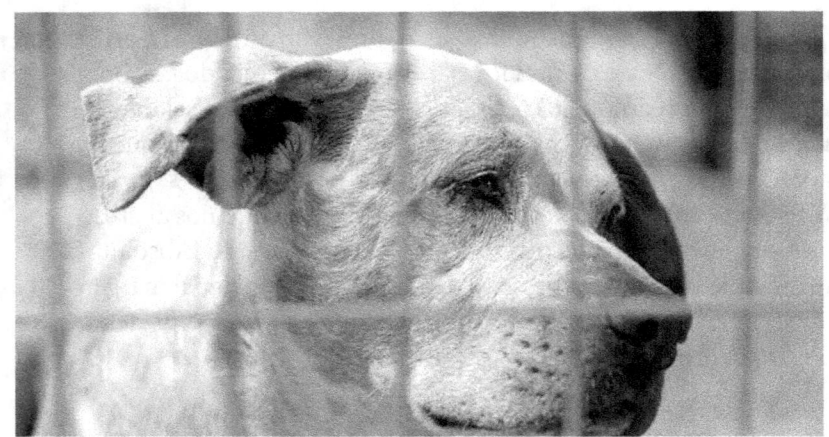

> **EJERCICIO · Como perros de Pavlov (II)**
>
> Pensá en algún desafío que hayas intentado una vez sin conseguir los resultados esperados. Lo intentaste, preparándote para la prueba, pero no lo conseguiste. En ocasiones similares ensayaste otras conductas, buscando la mejor salida, pero los resultados no fueron mejores. ¿Lo tenés? ¿Encontraste en tu memoria alguna situación que se ajuste a este planteo? ¿Qué sensación te queda frente a ese desafío, eso que querés cambiar? ¿Te sentís con los recursos necesarios para superarlo o, como el perro de Seligman, te vas a quedar echado?

Ya lo he señalado en otros capítulos, pero insisto porque no quiero que lo perdamos de vista: las situaciones en sí no importan tanto como las explicaciones que luego redactamos de tales vivencias. La experiencia está libre de calificaciones, éstas aparecen a posteriori y no están exentas del sesgo que la mente trae a la hora de vivir la escena. Esas palabras, luego, tienden a desparramarse, contaminando, marcando las coordenadas...

Nunca vemos vírgenes de todo condicionamiento, sino que cada circunstancia está atravesada por lo que tendemos a atender de la experiencia, percibir, interpretar, significar, explicar... Y todo esto pasa por fuera de nuestra conciencia; no lo advertimos, no nos damos cuenta. Nada es sencillo a la hora de pensar por qué somos como somos. No creo que te sorprenda enterarte que no somos muy distintos de esos perros que alcanzaron inicialmente la fama por los estudios del notable fisiólogo ruso.

> **Las explicaciones que generamos a partir de nuestras experiencias digitan las coordenadas de la autoestima en el GPS. Luego, el mapa ya queda cargado y las rutas preseleccionadas: ahí los paisajes y destinos más concurridos.**

En definitiva, si las palabras que descalifican son propias o ajenas, la historia no cambia demasiado. No veo de qué manera pueda sumar créditos a la autoestima la percepción de que del otro lado no están conformes con lo que damos, que no estamos a la altura de sus expectativas, que nuestros recursos nunca son suficientes para los desafíos que nos tocan enfrentar... Quizás por palabras escuchadas de la boca de los papás, de los maestros, o quizás por miradas, esas que no se borran. O quizás, ajenos a la participación de terceros, por las voces que rebotan en la propia cabeza, en esos autodiálogos que sobreabundan en frases del tipo de "soy un inútil", "nunca nada me sale bien" o "voy a hacer un papelón". Inundados de tristeza, enojo, ansiedad, miedo o vergüenza, el caldo de cultivo para esos pensamientos automáticos alcanza la temperatura óptima: sólo es cuestión de tiempo para dejar que el germen incube y luego comience a derramar su veneno. Sin dudas, con estos paisajes en el mapa de la autoestima, no creo que el GPS pueda llevarnos a la felicidad... entonces, mejor quedarse quieto, mejor evitar, no arriesgar.

La ciencia lo dice, pero...

Insisto, para ir cerrando: no se trata de un mapa más. La autoestima dota de organización y direccionalidad a todas nuestras funciones y procesos. Esto significa que (1) ordena la información que recibimos, interpretándola de una manera particular, siempre defendiendo la coherencia del relato. Si se cae la bocha del helado al piso, uno pensará que hizo un movimiento torpe o que el heladero la apoyó mal, sin más, mientras otro creerá que esto le pasó porque es un imbécil, porque ni un helado puede sostener sin que le caiga... El hecho es el mismo, la lectura y la interpretación no, y la vida tampoco. Y con esa información (2) otorga direccionalidad, lo que implica que, en algún punto, es la propia autoestima la que señala hacia dónde vamos, cómo vamos a interpretar las cosas que nos pasan, qué desafíos vamos a enfrentar y frente a qué situaciones nos vamos a quedar quietos.

En fin… ¿te acordás de la cita con la que arrancamos este capítulo? Ahí va otra vez.

"Ha sido establecido científicamente que el abejorro no puede volar. Su cabeza es demasiado grande y sus alas demasiado pequeñas para sostener su cuerpo. Según las leyes aerodinámicas, sencillamente, no puede volar. Pero nadie se lo ha dicho al abejorro. Así es que vuela."

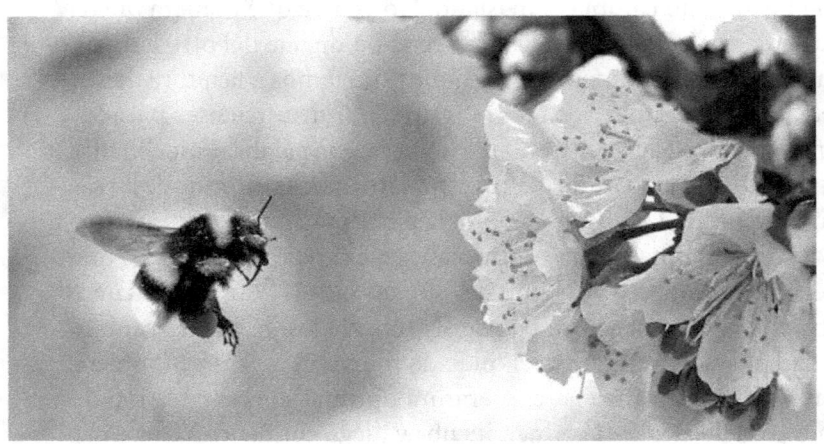

Me gustaría saber cuál es el secreto por el cual el abejorro, finalmente, vuela. ¿Será porque no sabe que su cuerpo no es apto para volar? ¿Será porque, aun sabiéndolo, confía en poder hacerlo? ¿Será porque tiene una mejor relación con Dios y éste lo favorece? ¿Será porque las leyes aerodinámicas (o la ciencia) no saben considerar algún aspecto sobre el acto de volar? No lo sé… pero en este apartado sólo voy a plantar bandera en el hecho de que este bicho tiene una gran autoestima. A él no le interesa lo que dicen "los que saben"; él se manda igual… y vuela. ¿A quién no le gustaría tener esa autoestima?

No se trata de no ser conscientes de las propias limitaciones, sino de no cerrarse siempre en creer que no se puede. Si el abejorro no hubiera volado antes de que alguien le señale sus defectos aerodinámicos, nunca lo hubiera siquiera intentado.

Aprecio y admiro el trabajo que hacen los científicos para explicar y entender el mundo en el que vivimos, pero no dejo de ver que hay cosas que, al menos hoy, no podemos entender. Y lo mismo aplica para tu mente científica…

No desacredito lo malo que te haya tocado pasar, los malos tratos que puedas haber recibido, denigraciones, humillaciones… valido cada una de tus experiencias. Tampoco quiero restarle peso a todo lo que hayas podido estropear o echar a perder. También entiendo que a veces, simplemente, parece que la suerte no te acompaña y que el destino se empeña en hacerte difícil las cosas. Lo entiendo y considero. Pero hoy, no ayer, no mañana, hoy, las cosas pueden ser diferentes. Sólo te pido que no creas en las trabas con que tu mente te limita sin antes desafiarlas. Algo así como encarar la vida con un nuevo disfraz.

CAMBIAR EL DISFRAZ

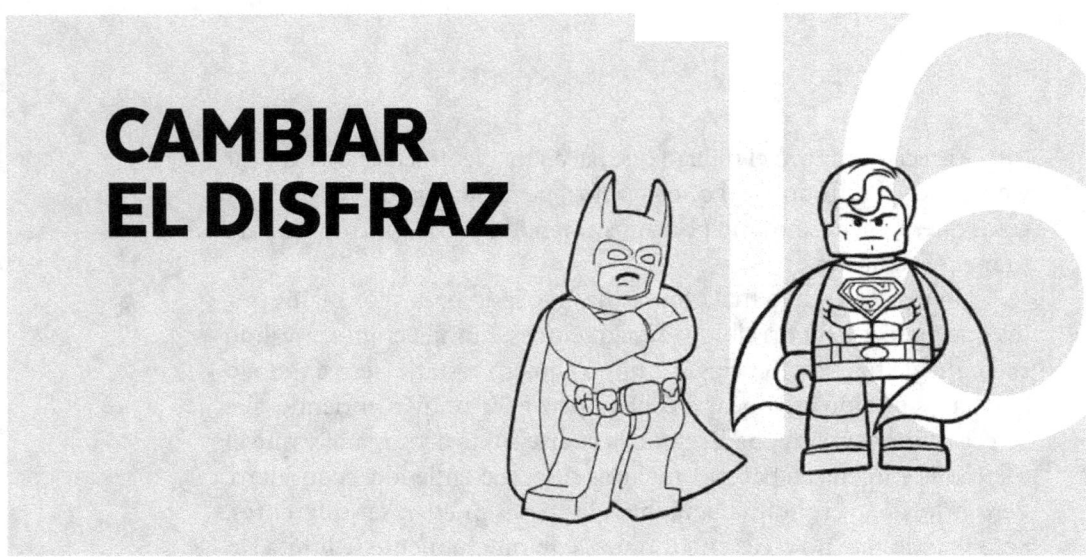

"Llega un momento en que es necesario abandonar las ropas usadas que ya tienen la forma de nuestro cuerpo y olvidar los caminos que nos llevan siempre a los mismos lugares. Es el momento de la travesía. Y, si no osamos emprenderla, nos habremos quedado para siempre al margen de nosotros mismos."
FERNANDO PESSOA, *La ley de Murphy*, poeta y escritor portugués (1888-1935)

Es copia fiel

Cada mes la piel se renueva por completo, todas y cada una de las células de la piel cambian en un período de treinta días. Los glóbulos rojos no viven más de ciento veinte días, por lo que vale decir que cada cuatro meses la sangre es totalmente diferente; ni rastro queda de los viejos eritrocitos. En apenas seis semanas el hígado se reconstruye: mueren los viejos hepatocitos y toman su lugar otros nuevos. Las células del intestino también cambian por completo en dos o tres semanas; ningún rincón del cuerpo se salva de esta mutación interminable. Pero cuando lo hacen, siguen un destino pre-trazado, el genético (y epigenético), por eso siempre tenemos el "mismo" hígado, los "mismos" huesos y la piel repite los mismos lunares y manchas. Y lo mismo pasa con *yo*.

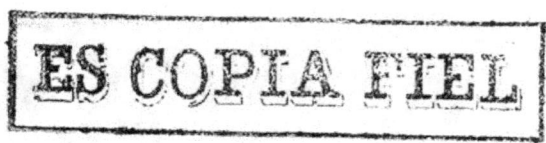

> **EJERCICIO · Vamos al punto...**
>
> Diez años sin comer helado por una simple mentira de mi editor. Hasta que me hice la única pregunta importante: ¿me gusta el helado? Y, soltando el recuerdo o la creencia a la que estaba aferrado, lo probé.
>
> Ya caminamos bastante; estamos llegando al final del libro. Es hora de salir de las analogías y preguntarlo directamente: ¿Quién sos y por qué sos así? ¿Por qué sos siempre igual? ¿Te gustás así? Si no lo hiciste ya, entonces, por favor, tomate un rato para responder estas preguntas.

Pese a todo lo dicho, aún nos cuenta comprender cómo llegamos a ser quienes somos. Entendimos que mucho tiene que ver con las experiencias que vivimos, con el acento puesto en los vínculos primarios, y que una vez que esas formas de ser (de sentir, de pensar y de actuar) resultaron útiles o funcionales, el cerebro las guardó. Y así se trazaron esas rutas neurales que economizaron y optimizaron el rendimiento de este órgano que siempre busca automatizar, liberando espacio para nuevos desafíos. Luego, como si cada ruta estuviese trazada con un fibrón sobre una delgada lámina de acetato transparente y superpusiéramos una filmina sobre otra, el resultado sería ese complejo mapa que llamamos *yo*.

El cuerpo cambia permanentemente pero, al seguir los inflexibles lineamientos del ADN, se reconstituye siempre igual. Algo similar sucede con *yo*, por lo que, sin preguntarnos nada, cada mañana al despertarnos nos ponemos el mismo disfraz.

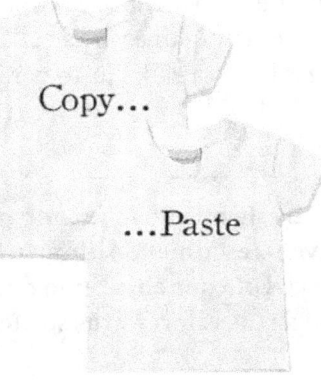

Cada sentimiento, cada idea y cada acción presente están condicionados por el pasado. Cada contenido está dibujado sobre la marca que dejó el trazo firme de ayer. ¿Te acordás del ejercicio del anotador y el lápiz? Así. *Yo* está preso de su historia, igual que lo que le sucede al hígado: la mente mira todo ajustándolo a lo que ya conoce, y así no crea, sino que repite. Así, quedamos encadenados, atados, condenados a copiarnos a nosotros mismos un día tras otro. Como afirman los escribanos, dando fe de lo que ven: *es copia fiel*.

Dejar el traje de *yo* y buscar otro...

El universo siempre está cambiando; en este momento se está expandiendo y las galaxias se están alejando cada vez más una de otra. El planeta que habitamos nunca deja de girar. Los átomos que componen cada una de las cosas que miramos y tocamos están en perpetuo movimiento. La primavera no se cansa de tomar la posta cada vez que el invierno se rinde. La piel que nos reviste muta permanentemente. Y también la de las personas que nos rodean. Ni ellos ni nosotros somos los mismos de ayer. Todo cambia a cada momento pero, a pesar de que lo sabemos, nuestro cerebro defiende la impresión de permanencia de las cosas, tanto afuera como adentro. Y así, bajo esta misma ley, nos aferramos a un *yo* que también impresiona fijo e inmutable. ¡Qué curioso! ¡Si sabemos que a cada segundo todo es distinto!

Pero esta condena se termina cuando uno lo decida; el destino no está escrito. Quizás ya sea hora de dejar de responder a las falacias de nuestra mente científica. Puede ser el momento indicado para dejar de defender la coherencia del editor y empezar a reivindicar nuestros propios sueños. Es tiempo de suspender la caminata de los carriles predeterminados, esos que nos llevan una y otra vez a lugares a los que no queremos ir más. Quizás hoy sea el día justo para empezar a dejar de ser tan sumiso a *yo*. ¿Cuándo sino?

Es hora de revelarte. En este mismo momento podés decidir hacerlo: soltar lo que venís escribiendo, sacarte el traje actual y buscar un nuevo disfraz. Uno que elijas, uno que esté diseñado a la medida de tus valores y tus sueños.

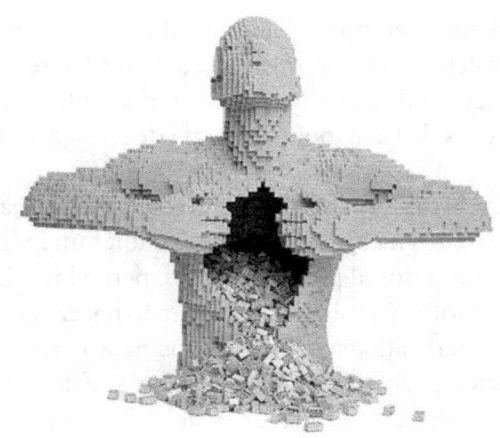

No hay nada estático en la mente, no olvides que el cerebro es plástico. La rigidez de *yo* no responde a una imposibilidad de cambio sino a la ignorancia de creer, ciegamente, que somos el mismo de ayer. Entiendo que la memoria, ese loro parlanchín que siempre nos trae el pasado al presente, condicione, pero su efecto no tiene por qué ser determinante. Se puede apagar el "piloto automático", tomar distancia de la historia y, así, separarnos de los "temas" de siempre, esos que no hacen más que seguir reforzando las mismas situaciones de las que queremos despegarnos. En definitiva, es posible calzarse un traje distinto. Hoy mismo podemos darle una forma diferente a *yo*, la que cada uno elija, teniendo siempre presente que mañana podemos darle otra (Rayuela: Capítulo 4: "Por mi ego, por mi ego, por mi gran ego": 97 a 108).

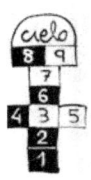

Sólo una guía, tan práctica como difícil

Recuerdo tiempo atrás cuando el género autoayuda me producía una especie de urticaria intelectual… no estoy seguro de por qué me pasaba esto, pero me pasaba. Pensaba que esos libros eran una pavada, poco científicos, vagos, confusos, inútiles o ¡hasta dañinos! No sé si habrá sido por soberbia, envidia, miedo o inseguridad… La cosa es que buscaba justificaciones inteligentes y terminantes para sostener mi posición. Y mirá ahora, más perfil autoayuda que las líneas que siguen, ¡imposible! Sí hay un argumento que tenía entonces y, después de revisarlo mil veces, aún sostengo: nada es tan fácil ni tan lineal como se describe en esta suerte de "guías prácticas". Cuando tenemos alguna dificultad no nos resulta sencillo diluirla, sino, seguramente, no hubiese llegado a constituir un problema. No se trata sólo de repetir frases prefabricadas, esas que suelen reinar entre los imanes de heladera o los muros de Facebook… se trata de trabajar, y mucho, para lograrlo.

El mensaje de cada capítulo es como una receta de cocina: puede ser que la propuesta no te guste, que prefieras cambiar un ingrediente por otro o que sigas los pasos al pie de la letra… pero el resultado no se va a ver como en la foto. Yo mismo he intentado hacer una *lasagna* como lo propone mi heredado viejo libro de cocina, y te aseguro que, de sólo mirarla, te sacaría el apetito. Aún así, creo que de esos libros, como de éste, algo podés sacar a tu favor. Y del mismo modo en que es conveniente que un chef experimentado vaya sugiriéndote algunos tips en la preparación del plato, un profesional puede acompañarte en este viaje para evitar resistencias, distorsiones, distracciones, trabas, escollos sin solución aparente… Hecha la aclaración, aquí van una serie de pasos para lograr (o al menos intentarlo), finalmente, cambiar el disfraz.

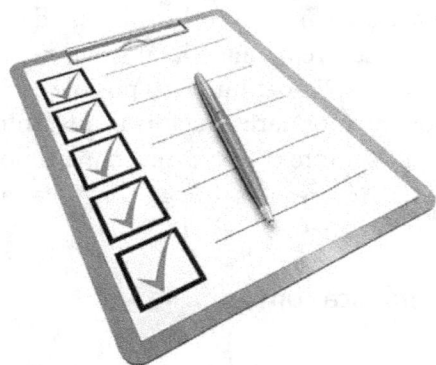

El primer paso es reconocer lo que está pasando. El primer paso, de manera obligada, es observarte a fondo, mirar tus formas e identificar esas cosas a las que te sentís encadenado, esas que quisieras modificar. Quizás sea tu manera de pensar lo que quieras transformar, cansado de explicarte las cosas siempre del mismo modo, o tu forma de sentir, permitiendo que el veneno se siga desparramando por todo tu cuerpo. Quizás sea tu manera de actuar, repitiendo actitudes y comportamientos que no elegís más…

> **EJERCICIO · Identificar una sola cosa**
>
> Quiero que busques una cosa en particular que quieras cambiar: una actitud, una conducta, la manera en la que tratás a las personas, lo que pensás respecto de determinadas cosas… algo que sea propio de tu traje y que no quieras llevar más encima. Una sola cosa basta para empezar la reacción en cadena.
>
> ¿Cuándo nació este elemento? ¿Podés ubicar el contexto y el por qué? ¿Notás el motivo por el cual hoy forma parte de *yo*? Esas son las justificaciones que tu mente encuentra para seguir aferrado a este disfraz…

La libertad es inversamente proporcional al grado de condicionamiento. La independencia se encuentra en el otro extremo del aferramiento a los hábitos mentales.

Gran parte del problema pasa por acá: no sos libre; sos esclavo de tu mente experta, esa que busca repetirse día tras día. Y, en este paso, no me interesa desafiarla. No tengo ninguna intención de desacreditar o invalidar las cosas que te hayan pasado, sino sólo mostrarte que lo que hoy pensás, sentís y hacés está encadenado al pasado. Y entonces, más allá de que consideres que tu historia te justifica, ¿querés despegarte de esa forma?

El segundo es estar atento. Tu cerebro es un maestro en los recorridos que llevan a generar tu realidad y tu *yo*. Y su marcha es rígida y automática: el mismo traje cada día, sin siquiera considerar otra posibilidad. Para impedir esto tenés que aprender a estar atento, para detectar el momento en que el diablo quiere meter la cola. De no hacerlo todo seguirá siendo igual, porque apenas te distraigas, tu mente se encargará de tirarte el acoplado de la historia, los recuerdos, las justificaciones, los venenos… todo junto para empujarte a consumir un poco más de *yo*, reforzando la dependencia, consolidando la adicción. Eso sí, no creas que estar atento es fácil y barato… se trata de un gesto mental que te va a demandar un enorme esfuerzo y consumo de energía.

> **EJERCICIO · Atento a tus autodiálogos**
>
> Frente a esa cualidad o forma que identificaste en el ejercicio anterior, esa que señalaste para intentar cambiar, ¿qué cosas te dice tu mente? Digo, ¿alguna vez te detuviste a escuchar con atención las palabras que empiezan a recorrer tu cabeza? Porque esas conversaciones que tenés con vos mismo no son inocuas; ahí se hacen fuertes esas cualidades que definen tu yo y tu realidad, ahí se cierran las explicaciones que justifican el más de lo mismo… luego, ya lo sabés, a sostener la coherencia.

Una vez que aprendés a detectar el mecanismo ganás la posibilidad de impedir su marcha. Sólo así, atento, es posible que el cambio **tenga lugar** (Rayuela: Capítulo 5: "El poder de las ideas: alto riesgo de contaminación": 113 a 118).

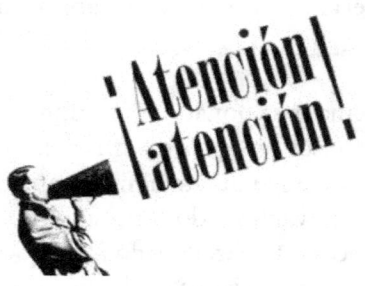

Ahora que estás despierto y mirando, cuando el diablo esté por meter la cola, vas a escuchar la alarma (de otra manera, pasaría desapercibida o la apagarías, sin más): estás por volver a tu zona de confort. ¿Y la felicidad? Del otro lado, en el horizonte del otro camino.

> **EJERCICIO · Sólo respirá**
>
> Estás por entrar a la ruta de siempre, la que termina en ese lugar al que no querés volver. Es momento de hacer una pausa para evitar esa marcha inmediata y automática. Respirá hondo y largá el aire, sin prisa. Procurá tomar una cierta distancia de la situación concreta que estás viviendo o de la imagen que estás proyectando en tu mente. Seguí respirando de manera consciente, atenta, sin enredarte con tus pensamientos y sin dejarte llevar por tus emociones. Observá lo que sucede en tu mente sin pretender cambiar las cosas. No reacciones: tu cerebro está haciendo toda la fuerza posible para meterte de vuelta en las rutas que

> ya conoce, las que le resultan más ágiles y económicas, los caminos de yo. No dejes que tu mente experta te defina por tu pasado; no sos-eso que pasó alguna vez o que se repitió en tantas ocasiones. No de manera obligada. Sólo respirá, calmo, sereno. Salí del piloto automático para cambiar reacción (invariable, inconsciente y automática) por respuesta (flexible, premeditada y elegida).

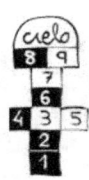

Ya lograste detener el impulso. Pudiste impedir que el cerebro tome por asalto tu cuerpo para reaccionar como siempre lo hace, consolidando eso que tu cuento relata. Diste un paso tan importante como difícil, pero el partido no está ganado. Nunca dejes de estar atento, porque el diablo es paciente y sabe que podés distraerte Y cuando lo hagas, mucho antes de lo que creés, estarás de vuelta en el sillón. (Rayuela: Capítulo 2: "Agitada, revuelta, enredada...": 55 a 64).

El tercero, buscar alternativas y elegir. Ahora es tiempo de poner el foco en el problema y ampliar el horizonte de alternativas, considerando novedosas rutas para salir de ahí. Sé creativo, no vayas por esos lugares conocidos que no te llevan adonde querés llegar. Sí o sí te vas a enfrentar con algunos miedos y ansiedad, es que tu cerebro no conoce estas rutas, por eso va cauteloso, buscando torcer el volante y tomar las autopistas antes transitadas. Nadie llega a destino sin pasar antes por una tormenta, así que, mejor, no se lo permitas... ¡no *te* lo permitas! Ese temporal que ahora creés no poder enfrentar, será sólo un recuerdo dentro de un tiempo... y, en algunos casos, ni siquiera eso.

La sacudida es fuerte, pero, en algún momento, comienza a ceder. No estás frente al fin del mundo, sino de cara al inicio de uno nuevo.

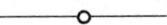

Evaluá con objetividad, tanta como se pueda, las exigencias del reto a afrontar y tus habilidades o recursos personales, sin magnificar la misión ni subestimar tus armas. Sé justo a la hora de hacerlo. Observá cómo piensan y actúan otras personas, escuchá consejos y asesorate, aunque sin "comprar" su mirada, dado que esa visión también está escrita desde un lugar excéntrico a la (inalcanzable) objetividad. Soltá el control inhibitorio para dar lugar a la creatividad, mirando las cosas de otro modo. Ensayá en tu cabeza diferentes respuestas y sus derroteros, sin claudicar frente a los embates de tu mente experta, la que busca volver a lo de siempre. No hay otro modo de salir.

Tené presente que un cierto monto de incertidumbre es obligatorio: si lo que buscás es seguridad o una certeza de éxito tras tu actuación, entonces quizás jamás lo hagas, porque nunca hay garantías. Ya sabés que el perfeccionismo y las exigencias desmedidas son una forma de procrastinación encubierta... mientras tanto, ¡seguís con el mismo traje!

> **EJERCICIO · Es hora de hacerlo**
>
> Abrí el baúl de disfraces y elegí uno. Quitate el que dice .... (vale que escribas tu nombre o la cualidad que querés dejar) y ponete otro, el que tengas ganas en este momento. Es un juego simbólico y, a la vez, un importante pacto con tu destino. Por favor arriesgá, total, fallar no es un problema, sino sólo una posibilidad más para aprender... fracasar es no intentarlo.

El cuarto paso, actuar. Es hora planificar acciones concretas y ejecutar. Lo más importante es empezar, rompiendo así los viejos esquemas, esos moldes sobre los que sólo se puede construir más de lo mismo, tropezando mil veces con la misma piedra. A la hora de planear, procurá que tus primeros pasos se encuentren en zonas de desarrollo o aprendizaje que, si bien impliquen un desafío, no sean excesivas para tus recursos actuales. Porque así sólo lograrás que se activen las resistencias y, antes o después, buscarás escapar del viaje, sin llegar nunca a destino. ¡Ojo con esta trampa!

Y, por último, no desistas. No te dejes tentar por la comodidad o las ventajas de la zona de confort; no respondas al dulce llamado de las sirenas: esas ninfas sicilianas, al igual que tu mente experta, tenían por cometido atraer a los marineros, encantarlos y hacer que se tiren al mar... para allí morir. Ulises, en el mito griego, tuvo que atarse al mástil para resistir, mientras el resto de los marineros se habían tapado los oídos para no escuchar; sólo así pudieron vencer el encanto. Algo de esto reclama la intención de cambio, sólo que no hará falta que te ates a nada ni que te tapes los oídos: para vencer el hechizo de la zona de confort, el embrujo de tu mente experta, sólo es necesario que estés atento, defendiendo tu libertad. (Rayuela: Capítulo 14: "El cambio": 223 a 229).

> **Todos somos más o menos iguales…
> el que logra cambiarse el disfraz es sólo
> el que se anima a soñar en grande.
> Luego, una cucharada grande de valentía,
> una pizca de creatividad y dos tazas repletas
> de esfuerzo y perseverancia.**

Reconocer lo que pasa, aprender a estar atento, proponer alternativas, elegir y actuar: éstos son los pasos de la receta. Puede llevar largo tiempo prepararla, y el producto cocinado dura sólo un rato: una nueva encrucijada te va a encontrar metros más adelante.

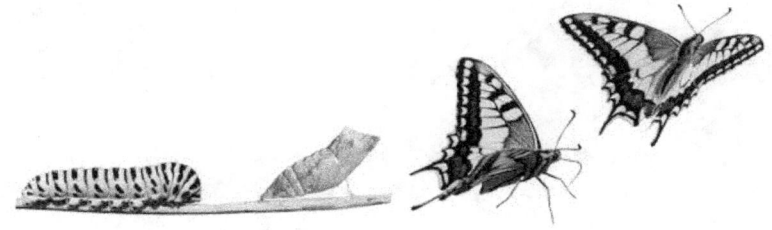

Sacarse la flecha

Ésta es la última página, un momento muy importante para mí. El libro que tenés entre tus manos puede morir, o puede quedarse a vivir dentro tuyo. Si lo hace, entonces habrás cambiado para siempre, sin garantías de que eso sea bueno o malo: tu disfraz, simplemente, será otro, uno distinto al que solías usar. Espero que mañana te veas tentado de cambiarlo también: uno diferente cada día, el que elijas a cada momento, siempre orientado a alcanzar tu felicidad y la de los demás.

> "Un hombre recibe en el campo de batalla una flecha.
> Mientras está caído piensa quién arrojó la flecha,
> desde dónde provino la flecha,
> de qué material está hecha la saeta y más.
> Mientras está en todas estas reflexiones… muere."[8]

Finalmente, podés seguir analizando por qué sentís lo que sentís, qué experiencias has tenido para pensar de esta forma o quiénes te marcaron para llegar a actuar de esta manera… Vas a encontrar un millar de experiencias que expliquen cada curva de tu *yo*, justificándote sobradamente para seguir poniéndote el mismo traje de siempre. Podés dar un millón de vueltas más a este asunto, y no está mal que lo hagas… pero también podés *sacarte la flecha*.

---

8. Jorge Rovner. Venenos Mentales. Ediciones B. Buenos Aires, 2017.